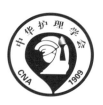

婴幼儿护理
操作指南

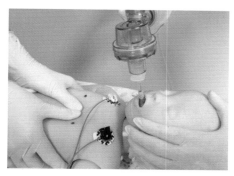
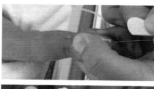
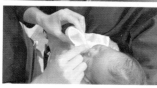
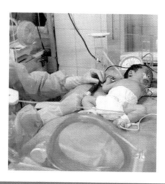

中华护理学会儿科专业委员会　组织编写

主　编　陈建军　北京大学第一医院
编　委　（按姓氏笔画排序）

石绍南　湖南省儿童医院
杜柯凝　长春市儿童医院
张大华　北京中医药大学护理学院
张琳琪　首都医科大学附属北京儿童医院
陈燕芬　首都儿科研究所附属儿童医院
范　玲　中国医科大学附属盛京医院
郑显兰　重庆医科大学附属儿童医院
楼建华　上海交通大学附属上海儿童医学中心

人民卫生出版社

U0391748

图书在版编目（CIP）数据

婴幼儿护理操作指南 / 中华护理学会儿科专业委员会
组织编写 . —北京：人民卫生出版社，2017
ISBN 978-7-117-25390-1

Ⅰ. ①婴… Ⅱ. ①中… Ⅲ. ①婴幼儿 – 护理 – 指南
Ⅳ. ①R174-62

中国版本图书馆 CIP 数据核字（2017）第 258975 号

人卫智网　www.ipmph.com	医学教育、学术、考试、健康，购书智慧智能综合服务平台
人卫官网　www.pmph.com	人卫官方资讯发布平台

婴幼儿护理操作指南

组织编写：中华护理学会儿科专业委员会
出版发行：人民卫生出版社（中继线 010-59780011）
地　　址：北京市朝阳区潘家园南里 19 号
邮　　编：100021
E - mail：pmph @ pmph.com
购书热线：010-59787592　010-59787584　010-65264830
印　　刷：三河市宏达印刷有限公司（胜利）
经　　销：新华书店
开　　本：787 × 1092　1/16　印张：7.5
字　　数：183 千字
版　　次：2018 年 2 月第 1 版　2018 年 6 月第 1 版第 2 次印刷
标准书号：ISBN 978-7-117-25390-1/R · 25391
定　　价：39.00 元
打击盗版举报电话：010-59787491　E-mail：WQ @ pmph.com
（凡属印装质量问题请与本社市场营销中心联系退换）

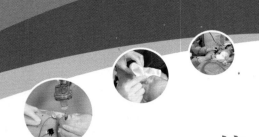

编 者 名 单

(按姓氏笔画排序)

王　玲　郑州大学第三附属医院
王国琴　安徽省儿童医院
王佳春　江西省妇幼保健院
韦　琴　广西医科大学第一附属医院
石绍南　湖南省儿童医院
朱小莉　贵州省人民医院
朱清碧　贵州医科大学附属医院
孙庆宁　江西省儿童医院
花　芸　华中科技大学同济医学院附属武汉儿童医院
杜柯凝　长春市儿童医院
李　荣　西安市儿童医院
李小燕　首都儿科研究所附属儿童医院
张大华　北京中医药大学护理学院
张玉侠　复旦大学附属儿科医院
张琳琪　首都医科大学附属北京儿童医院
陈建军　北京大学第一医院
陈朔晖　浙江大学医学院附属儿童医院
范　玲　中国医科大学附属盛京医院
郑显兰　重庆医科大学附属儿童医院
涂国芳　成都市妇女儿童中心医院
崔　妮　大连市儿童医院
阐玉英　苏州大学附属儿童医院
彭文涛　四川大学华西第二医院
鲁惠玲　宁夏回族自治区人民医院
魏　杰　哈尔滨市儿童医院

秘　书　张大华　肖　倩

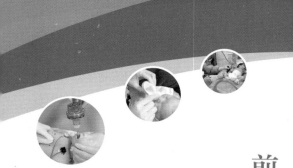

前　言

　　儿童是国家的未来和希望,如何保障儿童健康的权利,提高儿童的医疗和照护水平是全球都在关注的话题。联合国制定的《儿童权利公约》明确指出"儿童因身心尚未成熟,在其出生以前和以后均需要特殊的保护和照料,包括法律上的适当保护"。同时,公约也规定了世界各地所有儿童应该享有的数十种权利,其中包括最基本的生存权、全面发展权、受保护权和全面参与家庭、文化和社会生活的权利。明确了国际社会在儿童工作领域的目标和努力方向。作为儿科护士,我们应遵守和实践《儿童权利公约》中的各项内容,为儿童身心健康成长作出应有的贡献。

　　随着 2016 年底我国全面实施一对夫妇可生育两个孩子的政策以来,全社会对生殖健康、妇幼保健、儿童医疗护理等公共服务的需求日显突出;同时对优秀的儿科医生和护理人才有了更紧迫和更高的要求。我们知道,儿科护理不同于成人护理,儿童在生长发育过程中,其生理、心理状态不断变化,在疾病类型、治疗方案及护理措施等方面具有鲜明的特点。为了更好地进行儿科护理工作,我们需要加快儿科专科化人才培养、优化临床护理操作规范,从而提高儿科临床护理水平。

　　在儿科护理工作中,非常重要的一环就是对于 0~3 岁婴幼儿的护理。由于婴幼儿的免疫系统发育还不成熟,极易受到疾病的威胁,同时,婴幼儿的配合程度较差,也无法正确表达自己的感受,这就对我们的医疗和护理工作提出了更大的挑战。婴幼儿护理操作的程序、步骤、方法、技巧有自己的特殊性,因此,建立起一套符合婴幼儿心理、行为特点的技术操作实践,规范婴幼儿临床护理操作步骤,制定标准化操作流程,提高婴幼儿救治水平,是目前亟待解决的事情。

　　为此,中华护理学会儿科专业委员会历时三年,组织了全国范围内四十多家儿童专科医院和三甲综合医院儿科的知名儿科护理专家,遴选出 19 项临床常见的婴幼儿护理操作,编纂了《婴幼儿护理操作指南》一书。本书的 19 项内容,囊括了新生儿喂奶、沐浴、脐部护理、脐静脉插管、输液治疗、生命体征监测、心肺复苏等临床常见操作,从基础的日常护理操作、输液治疗工作到婴幼儿意外状态的应对及抢救操作等一应俱全。本书的每项操作分别由一家医院编写、两家医院验证并提出修改意见,并在多家医院进行临床实践,验证了操作可行性,对婴幼儿临床护理操作有很好的指导意义,值得在全国进行推广。

　　婴幼儿护理工作，是儿科护理工作中的重中之重，我们希望本书能帮助儿科护理同道进一步掌握婴幼儿操作的步骤、规范临床的护理行为、提高婴幼儿救治的操作水平，一起为儿童健康作出贡献。由于时间所限，本书的编写可能存在一些疏漏，本书出版之际，恳切希望广大读者在阅读过程中不吝赐教，欢迎发送邮件至邮箱 *renweifuer@pmph.com*，或扫描封底二维码，关注"人卫儿科"，对我们的工作予以批评指正，以期再版修订时进一步完善，更好地为大家服务。谢谢！

中华护理学会儿科专业委员会

2018 年 1 月

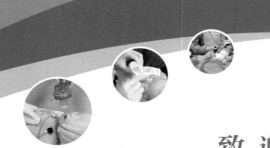

致 谢 名 单

（按姓氏笔画排序）

本书的所有操作经以下单位的老师们大力支持,进行临床实践操作验证并给予宝贵建议,特别给予致谢!

于新颖　中国医科大学附属盛京医院
王　丽　山西医学科学院山西大医院
王瑛玮　河北医科大学第四医院
王靖燕　湖南省儿童医院
李　荣　西安市儿童医院
李凤霞　山东省立医院
杨少丽　广西医科大学第一附属医院
何　英　遵义医学院附属医院
迟　妍　长春市儿童医院
张小兰　江西省儿童医院
林　颖　福建省福州儿童医院
罗雯懿　上海儿童医学中心
郑玉婷　昆明市儿童医院
程晓英　浙江大学医学院附属儿童医院
蔡　盈　江苏省徐州市儿童医院

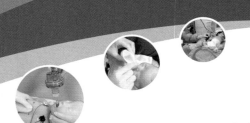

目　　录

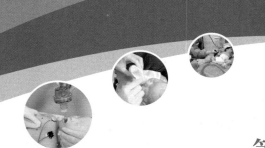

第一章
新生儿沐浴

新生儿沐浴能使新生儿皮肤清洁、增进身体的舒适度,促进血液循环,预防感染,可以为新生儿做全身体格评估,并能促进新生儿四肢活动。一般冬季 1 次 / 天,夏季 1~2 次 / 天。

一、新生儿衣着与尿裤的选择

1. 新生儿皮肤娇嫩,易出汗,应选用质地柔软、吸水、透气性好,颜色浅、不脱色的全棉衣、裤。

2. 新生儿的衣服式样应简单、方便穿脱。最好选择用带子在身体的侧边打结的上衣,这样的衣服不仅易穿脱,并可随新生儿逐渐长大而随意放松。

3. 新生儿用太紧的尿裤与穿过紧的内裤一样,都会对身体造成一定影响。特别是男孩,如纸尿裤太小、太紧,不利睾丸发育。选择方法:应以腰部松紧程度为准,可竖着放进 2 手指为宜,在腹股沟处,以能平放一根示指为好。目前认为,纸制的尿裤带有空隙,透气性好。

二、沐浴前准备

1. 操作者　着装整齐、剪指甲、洗净双手、摘除手部饰物,衣服口袋内外避免有坚硬尖锐物。提倡在新生儿首次沐浴期间全程戴手套,尤其是母亲患有感染性疾病或可能存在感染性疾病时,必须戴手套。

2. 用物准备　婴儿秤、大毛巾、小毛巾、沐浴露、弯盘、75% 乙醇、棉签、小浴巾、新生儿襁褓一套、衣服、尿布、无菌液体石蜡、笔、记录本、护臀霜。

3. 环境准备　关闭门窗,减少对流,检查室温在 26~28℃、水温为 39~41℃。

三、沐浴的方法

1. 洗手、戴口罩,穿围裙或隔离衣。
2. 接新生儿,告知产妇或家属新生儿沐浴目的,检查腕带、胸牌是否有误。
3. 沐浴前再次核对胸牌、腕带、性别等。
4. 脱衣服及尿布。

四、沐浴流程

1. 淋浴　操作者前臂内侧试水温。将新生儿置于沐浴池垫架上,单层小毛巾擦净眼、前额、耳、鼻及面部,用水湿润头发及全身,再用婴儿专用沐浴液搓出泡沫,涂在新生儿头、颈、上肢、腋下、躯干、腹股沟、臀部及下肢,用浴水冲净。洗头时须用手掩住新生儿耳孔(图1-1),防止浴水进入耳内。注意洗净皮肤皱褶处,尤其是男婴的阴囊,女婴的大小阴唇,动作要轻柔。

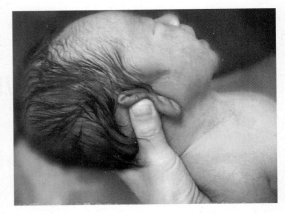

图1-1　洗头发时遮盖耳廓

2. 盆浴　操作者前臂内侧试水温或将水温计放入盆内(图1-2)。用小浴巾包裹新生儿躯干,护士前臂托住新生儿,将新生儿下肢环抱在腋下(图1-3),同侧手大拇指和示指夹住耳朵(图1-4),依次取毛巾、蘸水→眼(以内眦开始)(对侧、近侧)→前额→脸部→头、耳后,清洗头部后迅速擦干→撤下小浴巾,将新生儿躯干置于水中→颈部(图1-5)→腋下、上肢(对侧、近侧)→前胸、腹部(注意保护脐带)→背部→下肢(对侧、近侧)→外阴部、臀部。

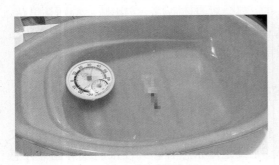

图1-2　水温计测水温

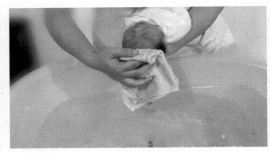

图1-3　床旁沐浴洗头

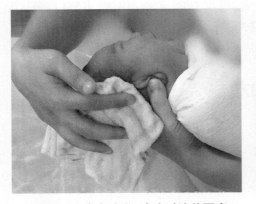

图1-4　床旁沐浴,洗头时遮盖耳廓

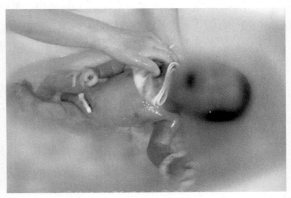

图1-5　床旁沐浴,洗颈下

　　沐浴后,将新生儿抱至台面大毛巾擦干(图1-6、图1-7),如有胎脂,可用无菌液体石蜡擦拭,然后依次称体重(图1-8)→核对新生儿腕带、胸牌(图1-9)、性别(图1-10)→穿衣(图1-11)→护理脐部(图1-12、图1-13),75%乙醇棉签擦拭→臀部擦干,涂护臀霜,兜尿布→查耳、鼻、口(图1-14),再次核对胸牌、腕带,裹好新生儿襁褓(图1-15)→放回婴儿车。

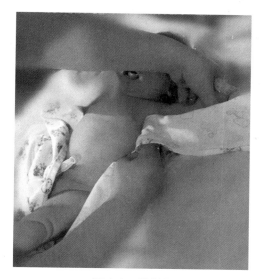

图1-6　擦腋下

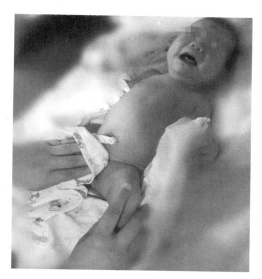

图1-7　擦腹股沟

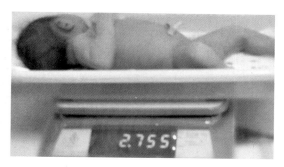

图1-8　称体重

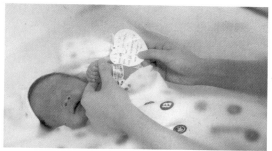

图1-9　核对手腕带及胸牌

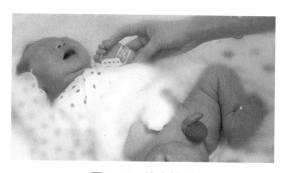

图1-10　检查性别

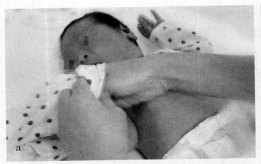
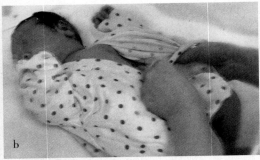
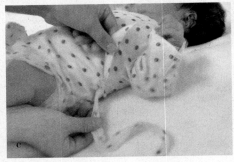

图 1-11　穿衣

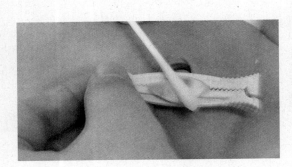

图 1-12　消毒脐带残端

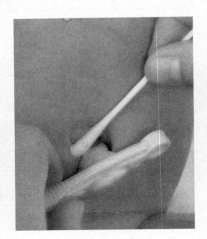

图 1-13　消毒脐轮

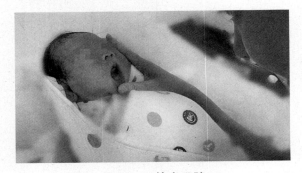

图 1-14　检查口腔

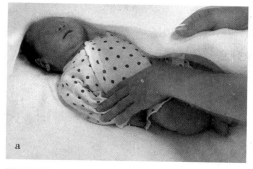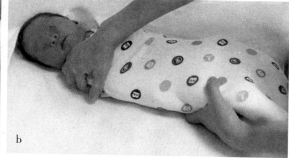

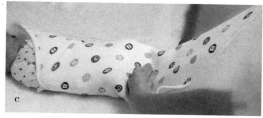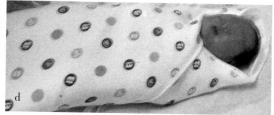

图 1-15　裹襁褓

3. 将用物分类处理,洗手、取下口罩、记录。

五、注 意 事 项

1. 顺序准确,动作迅速(时间 <10 分钟)、轻柔,注意保暖。

2. 注意安全,防止烫伤和跌伤,操作中途不得离开婴儿。

3. 洗澡时应注意观察新生儿全身情况,注意皮肤是否红润、干燥,有无发绀、斑点、皮疹、脓疱、黄疸等。脐部有无红肿、分泌物及渗血,肢体活动有无异常,发现异常情况及时处理,并报告医师。

4. 沐浴时间应在新生儿吃奶后 1 小时,避免呕吐或溢奶。

5. 沐浴露不要直接倒在新生儿皮肤上。

6. 保持室温、水温恒定,沐浴环境整洁、舒适。

7. 动作轻柔,注意保暖,避免受凉及损伤。沐浴过程中与新生儿进行情感交流。

8. 沐浴时勿使浴水进入耳、鼻、口、眼内,洗头时注意洗耳后。

9. 腕带脱落应及时补上,并再次做好核对。

10. 病情危重新生儿,如休克、DIC、机械通气、极低出生体重儿、超低出生体重儿、皮肤破损或有感染者禁忌沐浴,可视病情床旁擦浴。

11. 患儿所用浴巾、毛巾,一人一用一消毒。为特殊感染患儿沐浴时,护士应穿隔离衣,每个患儿更换一件。

参 考 文 献

1. 杨桦. 新生儿洗澡护理问题探讨. 临床合理用药,2012,7(5):141-142.

2. 楼建华.儿科护理.北京:人民卫生出版社,2012.

3. 吴欣娟,谢鑑辉.儿科护理工作流程图表.长沙:湖南科技出版社,2015.

4. 费秀珍.新生儿护理技术.北京:人民军医出版社,2010.

5. 周惠珍.妇产科护理学.北京:科学出版社,2008.

（王佳春）

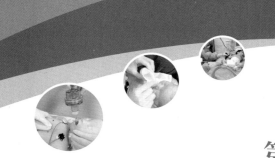

第二章
新生儿脐部护理

新生儿脐部护理是防止新生儿脐炎、破伤风、败血症，降低围产儿死亡的关键环节。脐带残端是一个开放的伤口，血流丰富，如处理不当，病菌容易趁机而入，引起全身感染，导致新生儿败血症。因此，保持脐部清洁干燥，是预防和治疗新生儿脐炎最好的方法。

一、适 应 证

1. 从脐带结扎到生后 28 天内的婴儿。
2. 脐部有红肿、渗血、渗液、异常气味等脐部感染的患儿。

二、准 备

1. **人员准备** 着装整齐，剪指甲，洗手，戴口罩。
2. **环境准备** 室温在 24~28℃为宜，处置台上铺好已消毒的大毛巾。
3. **用物准备** 治疗盘、弯盘、75% 乙醇或 0.2% 安尔碘、消毒棉签，酌情准备 3% 过氧化氢溶液、尿布、大毛巾。

三、操 作 方 法

1. 携用物至新生儿沐浴室或床旁，核对姓名、性别等一般资料，向母亲解释，取得合作。

2. 除去原有脐带敷料，沐浴完毕，将新生儿平放于处置台，松解衣物，暴露脐带，注意保暖。

3. 用干棉签蘸干脐轮周围的水，再用 75% 乙醇或 0.2% 安尔碘棉签从脐窝根部由内向外环形消毒，一般情况不宜包裹，保持干燥，使其易于脱落（图 2-1）。

4. 有分泌物者用 3% 过氧化氢溶液棉签清洗数次后再消毒，并保持干燥。

5. 结扎线或脐带夹如有脱落、脐带过长等情况，应视情况重新结扎。

6. 有脐轮红肿的新生儿，用 75% 酒精消毒后，覆盖

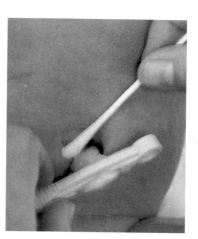

图 2-1 消毒脐轮

75%酒精纱布。

7. 穿好衣服,更换尿布,再次核对一般资料,放回婴儿床,整理床单位。

8. 整理用物,分类处置。

9. 处理完毕,洗手、记录。

四、注 意 事 项

1. 严格执行无菌操作,观察护理后的效果。

2. 脐部护理时,应严密观察脐带有无特殊异味及脓性分泌物,发现异常及时报告医师。

3. 脐夹或结扎线有松动应重新固定结扎,出生24~48小时后剪脐夹。

4. 沐浴时注意保护脐部,沐浴后及时擦干脐部。

五、脐部护理健康教育

1. 操作中动作要轻柔,注意保暖。

2. 脐带未脱落前,勿强行剥落,脐带一般3~7天脱落。

3. 日常保持脐部干燥、清洁,尿布勤更换,如有潮湿应及时更换。

4. 观察新生儿脐部有无渗血、潮湿、黏液性及脓性分泌物,观察脐轮及脐周皮肤颜色、脐带脱落及异常气味,发现异常及时报告医师。

六、出院后脐部护理

1. 每天沐浴后进行脐部护理时,应严密观察脐带有无特殊气味及脓性分泌物。

2. 脐部护理前应洗净双手,脐带应每天护理1~2次,直至脱落。

3. 脐带脱落后应继续用75%乙醇消毒脐轮直至分泌物消失。

参 考 文 献

1. 刘亚红,冯海云,罗静.新生儿脐部护理体会.现代护理,2003,9:12.

2. 周惠珍.妇产科护理学.北京:科学出版社,2008.

3. 李冰,陆柳雪,李丹.护理技能操作标准与语言沟通.北京:人民军医出版社,2015.

4. 沈晓明,王卫平.儿科学.第7版.北京:人民卫生出版社,2008.

（王佳春）

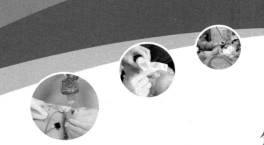

第三章
新生儿口腔护理

一、目   的

1. 使口腔清洁、湿润,使患者舒适,预防口腔感染及其他并发症。
2. 清除口腔异味、增进食欲。
3. 观察口腔黏膜、舌苔变化及特殊的口腔气味,提供病情的动态信息。

二、适   应   证

对于高热、昏迷、危重、鼻饲、口腔疾病、术后、生活不能自理和需要给予特殊口腔护理的患者。

三、禁   忌   证

1. 躁动患儿慎做,应等患儿安静后再做口腔护理。
2. 口腔颌面需要制动的患者。

四、操作前准备

1. **操作者准备**
(1) 认真核对医嘱及床号、姓名、病历号、年龄等。
(2) 洗手、戴口罩。
(3) 安抚患儿,取得配合。
(4) 评估用物:检查手电光源是否充足,是否完好,携手电至患儿床旁。
2. **评估患者**
(1) 核对患儿腕带、床号、姓名、病历号。
(2) 评估患儿的精神状态、病情,评价合作程度。
(3) 评估患儿口腔:
1) 口唇色泽、湿润度、有无干裂。
2) 口腔黏膜的颜色,有无出血、溃疡。

3）牙龈有无红肿、出血。

4）舌苔颜色、湿润度,有无溃疡、肿胀及舌面积垢。

5）口腔有无异味、有无口臭。

3. 用物准备

（1）治疗车上层:污水碗、无菌棉签、消毒液体石蜡、生理盐水、快速手消毒剂、治疗盘内放无菌治疗碗、治疗巾、手电、治疗本、清洁小毛巾。昏迷患儿应准备舌钳和开口器,根据评估患儿口腔情况准备口腔护理药物。

治疗车下层:医疗废物桶、生活垃圾桶。

（2）准备盐水棉签:取无菌棉签6根,放于治疗碗内,向治疗碗内倾倒生理盐水,以刚刚湿润棉签为宜。检查湿润的棉签,以不滴水为宜,并检查棉签头部完整性。盐水瓶标记为口腔护理专用,注明开瓶日期、时间。

五、操 作 步 骤

口腔擦拭步骤见图 3-1。

1. 核对　核对患儿腕带、床号及姓名、病历号。

2. 体位　患儿右侧卧位或头转向操作者,并为患儿下颌下铺治疗巾。

3. 操作

（1）开始第一根棉签为其擦洗口唇,用过的棉球放于治疗车内的污物碗内。

（2）第二根棉签从左侧向右擦拭患儿口腔上牙床外侧。

（3）第三根棉签由内向外,左右横向擦拭患儿口腔上颚及上牙床内侧。

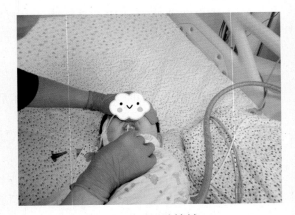

图 3-1　口腔擦拭

（4）第四根棉签从左侧向右擦拭患儿口腔下牙床外侧。

（5）第五根棉签由内向外,左右横向擦拭患儿舌面及舌下。

（6）第六根棉签由内向外,左右横向擦拭患儿口腔下颚及下牙床内侧。

（7）再次清点棉签数目并检查棉签完整性。

4. 操作后

（1）用患儿下颌的治疗巾擦嘴后,将用过的治疗碗及治疗巾、污物碗放于治疗车下层。

（2）用手电再次检查患儿口腔情况,若患儿口唇干裂,适当擦涂液体石蜡。

（3）协助患儿取舒适卧位,整理床单位。

（4）快速手消毒剂消毒双手,推治疗车回治疗室,按医疗废物分类处理原则处理用物。

（5）按六步洗手法洗手,书写记录。

5. 注意事项

（1）操作时动作轻柔,避免损伤口腔黏膜。

（2）擦洗腭部时,勿触及软腭,以免引起恶心。

（3）做口腔护理时注意观察口腔黏膜的变化,如有无充血、炎症、糜烂、溃疡、肿胀及舌苔颜色的异常变化等。

（4）注意每次操作完毕,务必检查棉签的完整性。

六、常见并发症、预防及处理

1. 口腔黏膜损伤

（1）为患儿进行口腔护理时,动作要轻,尤其是免疫力低下的患儿,不要使用血管钳或棉签的尖部直接与患儿的口腔黏膜接触。

（2）正确使用开口器,应从臼齿处放入,并套以橡皮套,牙关紧闭者不可使用暴力张口。

（3）如发生鹅口疮患儿,用弱碱性溶液擦拭,如 2%~5% 碳酸氢钠、制霉菌素混悬剂等,效果良好。

2. 吸入性肺炎

（1）患儿采取仰卧位,将头偏向一侧,防止口腔护理时的分泌物流入呼吸道。

（2）口腔护理时,所用棉签不可过湿,应以不滴水为宜,以防误吸。

（3）已出现肺炎的患儿,根据病情选择合适的抗生素积极进行抗感染治疗,并结合相应的临床表现采取对症处理。

3. 窒息

（1）操作前、后认真检查棉签的完整性,并认真检查口腔内有无遗留物。

（2）对于兴奋、躁动、行为紊乱的患儿应尽量在其安静的情况下进行口腔护理。

（3）患儿出现窒息后应立即处理,迅速清除吸入的异物,恢复有效通气。

（4）如异物已进入气管或支气管,患儿出现严重的呼吸障碍时,立即用大号穿刺针行环甲膜穿刺,以改善通气,争取时间做气管插管或气管切开。

七、相关知识

常用口腔护理溶液

（1）生理盐水:清洁口腔,预防感染。

（2）1%~3% 过氧化氢溶液:防腐、防臭,适用于口腔感染有溃烂、坏死组织者。

（3）1%~4% 碳酸氢钠溶液:属碱性溶液,适用于真菌感染。

（4）0.02% 氯己定溶液:清洁口腔,广谱抗菌。

（5）0.02% 呋喃西林溶液:清洁口腔,广谱抗菌。

（6）0.1% 醋酸溶液:适用于铜绿假单胞菌感染。

（7）2%~3% 硼酸溶液:酸性防腐溶液,有抑制细菌的作用。

（8）0.08% 甲硝唑溶液:适用于厌氧菌感染。

参 考 文 献

1. 刘瑞霞 .1.5% 碳酸氢钠口腔护理预防新生儿鹅口疮效果观察 . 中国误诊学杂志,2010,10（20）:

4812.

2. 何梦雪,沈南平,吴娜.儿童化疗相关口腔炎防治和护理的 Meta 分析.护理学杂志,2015,30(17): 94-97.

3. 沈玥.儿童乳牙的口腔护理.中国实用医药,2008,3(26):156-157.

4. 刘雷,黄薇.浅谈替牙期儿童的口腔护理.母婴世界,2015,15(12):239-240.

5. 王金蕾,李相娟,刘姗,等.氯己定对儿童口腔中革兰氏阴性菌的影响.当代护士:学术版,2014,21 (7):64-65.

6. 姜肖梅,王薇,李冬冬,等.浅论儿童成长过程中阶段性口腔护理.护理实践与研究,2010,7(14): 55-56.

（张大华）

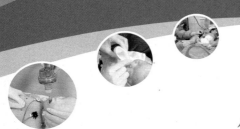

第四章
新生儿暖箱的应用

一、概　述

　　暖箱(图4-1、图4-2)是早产儿保暖、治疗、抢救的重要场所,特别是极低体重早产儿,体温中枢功能不完善,皮下脂肪薄,容易散热,为提高早产儿生存质量和抢救成功率,保暖将成为疾病状态下新生儿、早产儿的重要措施。

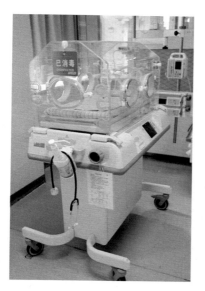

图 4-1　Drager 暖箱

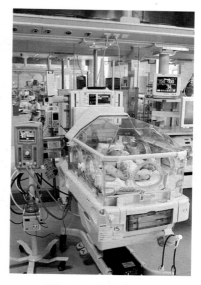

图 4-2　长颈鹿暖箱

　　1. 暖箱的应用指征　　新生儿保暖的最舒适且安全的方法是穿衣、包裹及睡在婴儿床内覆盖包被等保暖。对有以下指征的新生儿应给予暖箱保暖:

　　(1)需要裸体观察或进行医疗、急救的新生儿。

　　(2)出生体重 <2000g 的极低出生体重儿(图4-3)。

　　(3)体温偏低或不升者,如硬肿症等。

　　(4)需要保护性隔离者,如剥脱性皮炎等。

　　2. 新生儿暖箱

　　(1)功能:新生儿暖箱可以为新生儿创造一个温度和湿度均适宜的环境(图4-4),保持其体温恒定,并起到隔离作用,能促进新生儿发育。理想的婴儿暖箱还可以按需调整吸入氧气浓度。

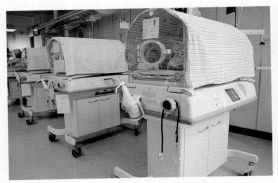
图 4-3　极低出生体重儿暖箱内照片

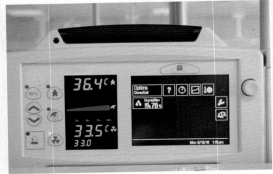
图 4-4　暖箱温、湿度界面

(2)暖箱的使用和管理:保暖箱的工作状态关系着新生儿生命安全,医护人员在使用时要十分小心。当暖箱发生报警时,医护人员要及时处理报警原因,对于不能处理的报警故障,应立即停止故障暖箱对新生儿的保温,将新生儿移至安全的保温环境,以保证新生儿的安全。并及时通知专业维修工程师进行维修,当故障全部排除后才可考虑继续使用。

使用前对暖箱系统的各项功能进行认真检查,经检查均正常后,设置好暖箱的参数预热暖箱。观察箱温升至患儿所需初始温度,并持续观察 3~5 分钟,确认维持恒温。硬肿症等特殊疾病患儿的暖箱加热时间一般为 45 分钟,但预热时间一般要求达到 2 小时暖箱温度才能达到平衡,方可入暖箱保暖。在仪器显示时温达到设置值就开始对新生儿进行保暖是不正确的。

二、操 作 实 践

1. 评估　评估患儿,测量体温,了解胎龄、出生体重、日龄等。

2. 操作前

(1)患儿准备:测量患儿体温,脱掉衣服,擦净身体。

(2)物品准备:预先清洁、消毒并铺好包被的温箱、温度表、湿度表、灭菌注射用水。

(3)护士准备:服装、鞋帽整洁,严格按照七步洗手法进行卫生手消毒。

3. 操作中

(1)检查温箱,温箱水槽内加入灭菌注射用水(图 4-5)。

(2)接通电源,预热温箱,达到所需要的温湿度。一般温箱的温度应根据患儿体重及出生日龄而定。维持在适中温度 32~35℃,暖箱的湿度一般为 55%~65%。如果患儿体

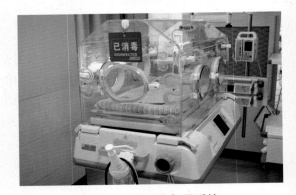
图 4-5　待入院备用暖箱

温不升,箱温应设置比患儿体温高1℃。预热时间需30~60分钟。

（3）温箱达到预定温度,核对患儿腕带、床头卡后,患儿入箱。

（4）在最初2小时,应30~60分钟测量体温1次,体温稳定后,4小时测量体温1次,记录箱温和患儿体温。

（5）患儿情况稳定,体重达2000g或体重虽不到2000g但一般情况良好,且在32℃温箱内,患儿穿单衣能保持正常体温,可出箱。出箱前核对患儿腕带、身份识别卡,为患儿穿好衣服,包好包被,放入小床。患儿出箱后,应对温箱进行终末清洁消毒处理。

三、注 意 事 项

1. 暖箱的放置 暖箱不宜放置在阳光下直射、有对流风及取暖设备附近,以免影响箱内温度的控制。房间温度维持在24~26℃。

2. 严格执行交接班,注意保持患儿腋窝温度维持在36.5~37.5℃。

3. 适中温度的选择 适中温度(neutral temperature,NET)指能维持正常体核及皮肤温度的最适宜的环境温度,在此温度下身体耗氧量最少,蒸发散热量最少,新陈代谢最低。置入暖箱的早产儿需要每天按体重和日龄调节适中温度。

4. 操作应尽量在箱内集中进行,减少开门次数及缩短开门时间,以免箱内温度波动。

5. 接触患儿前后,必须严格洗手,防止交叉感染。

6. 注意观察患儿情况及温箱状态,如暖箱报警,应及时查找原因,妥善处理。严禁骤然提高暖箱温度,以免对患儿造成不良后果。

7. 护士应掌握暖箱的性能,严格按操作规程使用,定期检查、维修(图4-6),如有漏电应立即拔除电源请专人维修,保证绝对安全使用。使用时应随时观察使用效果,如暖箱发出报警声音,应及时查找原因,妥善处理。

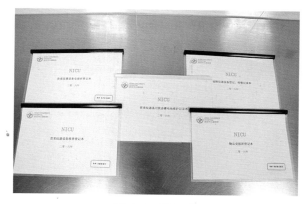

图4-6 登记本

8. 暖箱的保养和消毒 住暖箱的患儿,应每天清洁暖箱并更换湿化液,一人一用。如持续住暖箱,每周更换暖箱一次,暖箱箱内温度控制精度目标值为±0.8℃以内。出箱患儿应对暖箱进行终末处置,垫子、床单及棉包被等采用臭氧消毒30分钟,并定期进行细菌监测。暖箱在备用状态时,要拔除电源,加布罩防尘,保持干燥。

四、相 关 知 识

1. **暖箱的日常清洁** 使用中暖箱,前三天用含有效氯0.05%消毒剂擦拭使用中暖箱的恒温罩外壁,清水擦拭暖箱内壁、注水口及通气口;第4天增用75%乙醇擦拭暖箱内壁、注水口及通气口。婴儿暖箱内外壁、操作窗用一次性医用消毒巾(以吸水性较好的无纺布作为基材,浸润复合双链季铵盐消毒液制成。双链季铵盐类消毒剂对细菌繁殖体及亲脂性病毒都具有很好的杀灭效果,其性能稳定,对环境、物品、人体均比较安全)擦拭消毒。使用过程中,若暖箱被患儿的血液、分泌物、排泄物等污染,污染面积小,污染表面光滑,先用500g/L含氯消毒剂擦拭,再用清洁的湿布擦拭;若污染面积大,应将患儿移出暖箱,对暖箱彻底清洁消毒。终末处置:将暖箱可拆卸的部件拆开,先用清洁剂清洗,用500g/L含氯消毒剂擦拭暖箱的内外表面及各部件,再用清洁的湿布擦干,组装好暖箱后填写已消毒的标示,备用。

2. **不同出生体重早产儿适中温度(暖箱)** 见表4-1。

表 4-1 不同出生体重早产儿适中温度分布

出生体重(kg)	35℃	34℃	33℃	32℃
1.0~<1.5	初生10天内	10天后	3周后	5周后
1.5~<2.0	—	初生10天内	10天后	4周后
2.0~<2.5	—	初生2天内	2天后	3周后
≥2.5			初生2天内	2天后

3. **超低出生体重早产儿暖箱温度和湿度** 见表4-2。

表 4-2 超低出生体重早产儿出生后不同日龄的暖箱温度和湿度

日龄(天)	温度(℃)	湿度(%)
1~10	35℃	100%
11~20	34℃	90%
21~30	33℃	80%
31~40	32℃	70%

参 考 文 献

1. 诸福棠.诸福棠实用儿科学.第8版.北京:人民卫生出版社,2015:429-433.
2. 张玉侠.实用新生儿护理学.北京:人民卫生出版社,2015:623-624.
3. 王溪,熊英,胡艳玲,等.新生儿保温技术规范化管理的实践和建议.中国医疗器械杂志,2012,36

（3）:222-224.

4. 李堰松,顾坚.不同湿化水对早产儿暖箱细菌污染的影响.国际护理学杂志,2013,32（9）:2130-2132.

5. 蒋宏,黄建花,王顺顺.水杯加湿法在婴儿暖箱中的应用及细学监测.中国感染控制杂志,2014,13（6）:356-358,373.

6. 崔焱.儿科护理学.第5版.北京:人民卫生出版社,2012:140-141.

7. 李静,许健,冉莎莎,等.使用中暖箱日常清洁消毒效果评价及对策.中国感染控制杂志,2016,15（1）:56-58.

8. Arizona State School Readiness Board Governors office of children,Youth and Families. Arizonan Health and Safety Policy Manual for Child Care Centers.State of Arizona,2006:25-26.

（李　荣）

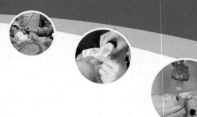

第五章
蓝 光 治 疗

　　蓝光治疗是通过蓝光灯照射,使波长主峰在 425~475nm 的蓝光透过皮肤,使血清中的间接胆红素产生异构体,将胆红素由脂溶性转化为水溶性,经胆汁及尿液排出体外,降低血清间接胆红素浓度,主要治疗各种原因所致的高未结合胆红素血症,是换血前后的辅助治疗及极低出生体重儿预防性光疗。蓝光治疗方法可分为单面光疗、双面光疗、光疗毯光疗三种。根据患儿的具体情况可采取不同的光疗方式。接受蓝光治疗的患儿不显性失水增加,除了做好相关护理及观察外,还应该注意补充液体维持体液。

一、适 应 证

1. 各种原因所致的新生儿高胆红素血症,如溶血症、败血症、胆红素代谢先天缺陷等。
2. 早期(出生后 36 小时内)出现黄疸并进展较快。
3. 换血前后的辅助治疗。
4. 高危儿出生后即可以进行预防性光疗。

二、禁 忌 证

1. 直接胆红素 >68.4μmol/L。
2. 心肺或肝功能损害。
3. 胆汁瘀积。
4. 频繁呕吐或腹泻表现。
5. 先天性卟啉病。
6. 体温过高,>38.5℃。
7. 蓝光过敏。

三、操 作 实 践

　　1. 评估
　　(1)环境评估:室内温度为 24~26℃,室内温度过低时,应先预热光疗箱,使光疗箱温度达到 30~34℃,相对湿度 55%~65%。

（2）患儿评估：评估患儿的日龄、体重，精神反应，黄疸的范围及程度，生命体征，胆红素检查结果及皮肤情况。

2. 光疗方法的选择

（1）单面光疗（图 5-1）：多用于不宜双面光疗患儿。如睡于开放辐射台或密闭暖箱中的患儿，极低出生体重儿预防性光疗。对于胆红素水平较高且不宜接受双面光疗者，除上方单面光疗外，可在患儿两侧增加单面光疗，加强疗效。

（2）双面光疗（图 5-2）：患儿裸露于有机玻璃床板上，由上下两排光源照射，适用于胆红素水平高且能耐受有机玻璃床板者。

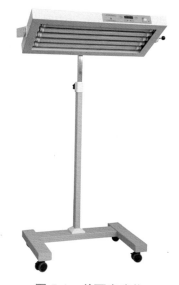

图 5-1　单面光疗仪

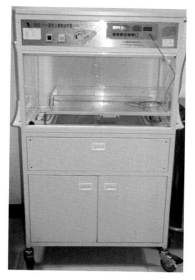

图 5-2　新生儿黄疸治疗箱

（3）光疗毯适用于睡于小床且胆红素水平相对较低的患儿。

3. 操作前准备

（1）护士准备：

1）核对医嘱单，确认患儿身份。

2）了解患儿诊断、日龄、体重、黄疸范围及程度、生命体征、胆红素检查结果、皮肤情况。

3）洗手，戴口罩、墨镜。

（2）用物准备：

1）检查蓝光箱：接通电源，检查蓝光箱运转是否正常。

2）清除蓝光箱灯管及反射板上的灰尘，箱内湿化器水箱加至 2/3 满。

3）设置参数，根据患儿日龄及体重设置预热温度及湿度。

4）蓝光箱应避免放置于有阳光直射、对流风或取暖设备旁。

5）物品准备：遮光眼罩、尿布、温度计、胶布、网状手足套、记录单。

（3）患儿准备：

1）常规测量体重，监测生命体征、大小便，检查全身皮肤情况。

2）沐浴，禁忌在皮肤上涂粉或油类，以免降低光疗效果及灼伤。

3）戴遮光眼罩,避免光线损伤视网膜。

4）暴露全身,穿一次性遮光尿布,男婴注意保护阴囊。

5）保护两足外踝,防止皮肤磨损,剪短指甲,防止抓伤。

4. 操作中

（1）再次确认患儿身份,查对医嘱单。

（2）将患儿放入预热好的光疗箱中,调节上下灯管,检查箱温传感器并固定稳妥。

（3）关好箱门,打开蓝光灯。

（4）记录开始照射时间。

（5）光疗中观察以下内容:

1）保持患儿皮肤均匀受光,单面光疗患儿常规2~4小时翻身一次。俯卧位时,应加强巡视,避免口鼻受压,影响呼吸。

2）监测体温和箱温变化,至少每2小时测量生命体征一次。体温超过38.5℃,应暂停光疗,待体温正常再继续光疗。

3）保持患儿眼罩及尿布无滑落,皮肤清洁完整,保持玻璃床板透明度,如患儿呕吐或大小便,应及时清除。

4）观察患儿反应、哺乳吸吮、全身皮肤黄疸消退情况,有无皮肤发红、皮疹等光疗反应。

5）准确记录出入量,观察大小便性质、形状、次数。

6）保证水分及营养。光疗过程中,应按医嘱静脉补液或奶间喂水。

5. 操作后

（1）出蓝光箱:

1）根据患儿全身皮肤黄疸消退情况及医嘱,适时停止光疗。

2）核对患儿身份,除去眼罩,检查眼部及全身皮肤情况,沐浴,更换清洁尿布,返回病床。

（2）关闭电源,记录出箱时间及灯管使用时间。做好暖箱终末消毒及保养。

（3）洗手、记录,继续观察患儿有无黄疸反跳情况。

四、注 意 事 项

1. 患儿入箱前应检查光疗箱是否完好,工作状态是否正常,固定好箱温传感器,以防脱落,保持排风口通畅,以便准确感知箱内温度,严格交接班。

2. 蓝光的作用可能掩盖患儿发绀等情况,应持续监测脉搏氧饱和度,以视觉来评估黄疸的程度是不可靠的,尤其是早产儿和正接受光疗的患儿,应监测血清胆红素值的变化。

3. 使用外罩屏障以遮挡蓝光,使周围患儿及护理人员免受蓝光影响。

4. 应注意患儿骶尾部、足内外踝等骨突处皮肤受压情况,以免皮肤受损。

5. 观察大小便情况,若患儿排便为深绿色稀便、泡沫多,次数4~5次,尿色深黄,属正常现象,必要时适量补充水分。

6. 光疗过程中应加强巡视,及时清除玻璃板上的污物（如患儿呕吐物、汗液、大小便）,以免影响光疗效果。

7. 光疗时,患儿不显性失水比正常情况高2~3倍,应注意观察患儿是否有液体不足现象,视情况及时补充。

8. 光疗期间,可引起患儿血清核黄素浓度降低,早产儿可能发生低钙血症,应遵医嘱补充核黄素;早产儿光疗时,应观察肌张力及神经系统症状。

9. 若患儿在光疗箱内因裸露照光而烦躁、哭吵,应排除饥饿、排便及体温过高,箱内温度过高等情况,难以安抚时,可遵医嘱予以适当镇静,持续输注光敏药物如两性霉素、硝普钠、维生素静脉制剂等,需要使用避光器材遮挡蓝光光线。

10. 喂奶时,应关掉蓝光,移去眼罩,包裹好患儿,抱出哺喂,以便观察评估患儿;若病情不宜抱出者,应在箱内抬高头部喂养,喂奶后头偏向一侧,以防吐奶误吸。

11. 移动式单面光疗患儿应定时翻身,均匀受光以达到光疗效果,每班检查光疗灯管与患儿的距离。

12. 记录灯管使用时间,及时更换损坏或使用到期的灯管。

13. 光疗结束后,做好暖箱的终末消毒,将暖箱放置于清洁、无阳光直射、温湿度变化小的地方备用。

五、相 关 知 识

1. **光疗箱保养**

(1)光疗箱内有机玻璃制品禁用酒精擦拭,保持灯光及反射板清洁,灯管使用 1000 小时需及时更换。

(2)光疗箱应置于干净、温湿度变化小,无阳光直射的场所。

2. **光疗箱常见报警类型及处理**

(1)超温:箱内实际温度超过设定温度。报警时,操作者应查看光疗箱温度,暂停光疗,检查光疗箱排风口是否被遮挡、传感器是否脱落等情况,查找超温原因,待箱内温降至设定温度时,继续光疗。

(2)传感器故障:发现传感器故障报警时,应检查传感器是否固定妥当,是否破损断裂,如有破损断裂,应及时通知维修人员更换。

(3)偏差:箱内温度与设定温度不一致,高于或低于设定箱温。报警时,应检查排风口是否通畅或箱门是否关闭。

(4)断电:电源插头与电源插孔断开,检查电源是否连接正常。

(5)风机报警:风机报警不能正常工作属于机器故障,将患儿安置妥当后,悬挂故障标识,及时通知维修人员处理。

3. **光疗的副作用**

(1)发热:由蓝光灯发热、环境温度相对过高、光疗装置通风问题所致。

(2)腹泻:大便每天 4~5 次,其主要原因是光疗分解产物经肠道排除时,刺激肠壁引起肠蠕动增加所致。

(3)皮疹:常在患儿面部、下肢、躯干出现红斑或瘀点,可持续到光疗结束,消退后不留痕迹。

(4)青铜症:胆汁瘀积性黄疸患儿光疗后可使皮肤、血清及尿呈青铜色。光疗结束后,青铜症可逐渐消退,但时间较长。

（5）DNA损伤：光能穿透薄的阴囊皮肤，建议在光疗期间用尿布遮盖外生殖腺。

（6）损伤视网膜：强光线照射能够损伤视网膜，结膜充血、角膜溃疡等，光疗时应使用黑布或眼罩保护眼睛。

（7）其他：光疗期间，可引起血清核黄素浓度降低，早产儿可能发生低钙血症。

4. 蓝光治疗护理操作中常见问题的预防及解决方法　见表5-1。

表5-1　蓝光治疗护理操作中常见问题的预防及解决方法

常见问题	原因	预防及解决方法
眼睛或生殖部位受损	眼罩、尿布固定不牢，光疗过程中松动或脱落	1. 选择大小合适的眼罩或尿布，要求遮盖眼部范围不少于2cm，眼罩固定要牢靠 2. 眼部及生殖部位出现红肿时，应及时报告医师，积极处理
脱水	1. 腹泻：光疗分解产物刺激肠壁 2. 不显性失水增加：蓝光灯产热使箱内温度相对增高	1. 观察患儿大小便，记出入量及皮肤弹性情况 2. 按需哺乳。必要时遵医嘱静脉补液
体温异常	1. 环境温度与设置温度偏差过大 2. 箱温传感器脱落或故障，排风口不通畅 3. 光疗箱放置位置不当，箱门未关闭等	1. 每2小时监测生命体征，加强巡视 2. 操作完毕后确保箱温传感器固定妥当，箱门关闭，排风口通畅，无遮挡 3. 暖箱放置于清洁、无阳光直射、温湿度变化小的地方，室内温度适宜
皮肤异常	1. 皮疹：与照射微量紫外线有关 2. 青铜症：胆汁瘀积排除障碍有关	1. 保持皮肤清洁，皮疹严重者可遵医嘱行相应护理 2. 光疗前查看肝功能结果，发生青铜症应停止光疗
蓝光治疗效果不理想	1. 疾病原因 2. 蓝光灯数目不够，使用时间超期 3. 患儿与灯管距离不合标准 4. 皮肤受光不均匀	1. 血清结合胆红素>68.4μmol/L且血清谷丙转氨酶、碱性磷酸酶升高时不宜蓝光治疗；新生儿溶血症在进行蓝光治疗的同时要进行换血治疗才会有良好的效果 2. 操作前检查蓝光灯管数目及工作状态是否良好，检查灯管使用时间 3. 保证患儿与上下灯管距离在33~50cm 4. 患儿应充分暴露，使患儿四肢舒展，禁止衣物及床单遮挡；单面光疗者应定时翻身；光照时不涂药、粉、油剂
经皮胆红素检测结果不准确	经皮胆红素测量的时间不正确	应在每次蓝光照射前和照射结束后检测，在光疗过程中行经皮胆红素检测时，应关闭灯光进行检测

六、舒适护理模式在新生儿蓝光治疗中的运用

舒适护理模式主要通过环境舒适度要求、皮肤舒适度护理、疼痛护理、安全护理、新生儿抚触等方面为患儿提供更为全面、人性化的护理,使患儿情绪稳定,身心舒适,减少哭闹次数,睡眠时间延长,体重增加,从而使黄疸指数下降速度增快,提高治疗效果,使住院天数缩短,降低医药费用,提高家属满意度。与传统护理模式相比,社会效益和经济效益显著。舒适护理模式在临床护理工作中值得借鉴。

参 考 文 献

1. 邵肖梅,叶鸿瑁,邱小汕.实用新生儿学.第 4 版.北京:人民卫生出版社,2011.
2. 宋瑰琦,秦玉霞.临床护理技术操作与质量评价.合肥:中国科学技术大学出版社,2012.
3. 陈月琴.临床护理实践技能.第 2 版.北京:北京大学医学出版社,2012.
4. 楼建华.儿科护理操作指南.第 2 版.上海:上海科学技术出版社,2012.
5. 周泽甫.临床医师技术操作规范.南昌:江西科学技术出版社,2009.
6. 郑显兰.现代儿科护理手册.重庆:重庆出版社,2001.
7. 何红燕,张小红.护理技术操作中常见问题的预防及解决方法.武汉:华中科技大学出版社,2011.
8. 张甦婷.新生儿 395 例舒适护理.齐鲁护理杂志,2011,17(19):84-85.

(涂国芳)

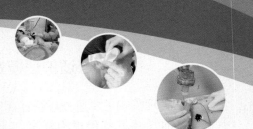

第六章
换血疗法

一、概 述

换血疗法是应用供血者的血液将患儿循环血液置换出体外的一种治疗方法。通过换血治疗,可以达到迅速减少患儿体内抗体和致敏红细胞,减轻溶血程度;降低血清胆红素水平,防止胆红素脑病发生的目的。主要用于重症母婴血型不合溶血病,是目前治疗新生儿重度高胆红素血症最迅速的方法,也是轻度胆红素脑病抢救治疗的首选方法(中、重度胆红素脑病患儿并发症较多,换血风险较高,需要权衡利弊)。在过去,多采用脐血管换血,但由于抽注不同步易引起血压波动而影响各脏器血供,故近年来多采用经外周动静脉双管同步换血,包括手动、全自动两种操作方法。虽然换血方法有所改进,但是在换血过程中患儿仍有继发感染可能,甚至有心搏骤停的危险,所以必须严格掌握换血指征,规范换血技术操作。

二、操 作 实 践

(一)评估

1. 病情评估

(1)了解患儿病史,明确诊断、出生日龄、体重、生命体征及一般状况。

(2)详细观察患儿有无肌张力异常等胆红素脑病的临床表现。

(3)详细查看患儿各项检查结果,包括胆红素浓度、肝功能、心功能、凝血功能、感染疾病筛查等。

2. 血管评估 外周动脉常选择桡动脉或肱动脉,静脉常选择大隐静脉、贵要静脉,必要时也可选择手背静脉、头皮静脉。但构成换血回路的外周动、静脉通路不宜太接近,以免换入血经侧支循环换出,影响换血效果。

(二)操作前准备

1. 医患沟通 告知患儿家属换血的作用及换血过程中可能存在的风险,在取得家属同意的情况下,须签署书面换血及输血同意书。

2. 环境准备 换血应在具有必要急救设施的独立操作室中进行,保持室内温度24~26℃,湿度50%~60%,换血室应每天常规空气消毒3次,每次2小时,换血前再次消毒30分钟。

3. **设备准备** 治疗车一台、新生儿辐射保暖台一台、推注泵 1~2 台、输液泵 1 台（全自动换血用）、输血泵 1 台（有条件医院）、心电监护仪 1 台、必要的急救设备。

4. **物品准备** 生理盐水 2 瓶（其中 1 瓶输血用，另外 1 瓶稀释肝素为 1~5U/ml）、肝素 1 支、苯巴比妥钠 1 支、留置针 3~5 颗、头皮针 3~4 颗、三通管 2 个、动脉压力延长管 1 根、20ml 注射器 3~5 副、2~5ml 空针 2 副、50ml 空针 8~12 副（无输血泵时）、输血器 1~2 个、输血泵管 1~2 根（用于输血泵）、干燥抗凝试管各 4~6 支、500ml 废血瓶 1~2 个、无菌手套 2 双、一次性无菌手术衣 2~3 件、一次性帽子 2~3 个、治疗巾 2 张、洞巾 1 张、必要的急救物资。

5. **护士准备**

（1）全自动换血至少需 2 名换血人员，其中医师 1 名，手术护士 1 名；手动换血另需要 1 名巡回护士。

（2）核对患儿信息，查看换血及输血同意书是否签字同意。

（3）转抄换血医嘱，打印执行单和用药标签，与患儿进行核对。

（4）洗净双手，戴口罩，备齐用物，置于换血室内。

（5）将血液预热至 27~37℃，备用。

6. **患儿准备** 换血前暂停喂奶 1 次，患儿穿尿布，身体裸露（便于观察皮肤颜色）置于操作室辐射保暖台上保暖，固定肤温探头，调节温度至 36.5~37℃，安装好心电监护仪，血压设置为每 5 分钟自动监测 1 次。

（三）操作中护理

1. **手动换血技术**

（1）再次查对患儿身份。

（2）保持患儿安静，烦躁者可遵医嘱静脉缓推苯巴比妥钠 20mg/kg。

（3）建立两条静脉通道，分别用于静脉用药和输血。建立一条用于抽血的动脉通路，首选桡动脉或肱动脉，用肝素生理盐水保留，固定。

（4）待血液及血浆复温后，将血浆均匀分配到血液中，连接输血器、静脉通路备用。

（5）手术护士穿一次性无菌手术衣，戴无菌手套，使用最大化无菌屏障。

（6）用肝素生理盐水预充三通管及动脉压力延长管。连接出血管路，延长管螺纹口端接动脉留置针，另一端连续连接两个三通管，三通管侧端接肝素生理盐水和抽血注射器，尾端通过排血管连接废血瓶（图 6-1）。

（7）打开输血开关，调节滴速至 80~90 滴/分。手术护士以 4~5ml/min 的速度缓慢抽血，每抽 20ml 全血后注入废血瓶。换血过程中，应注意同步、等量、匀速地抽出和输入血液，并根据生命体征动态调整换血速度，一般控制全程在 90~120min，中途可遵医嘱适量推入肝素生理盐水保持管路通畅。

（8）传统方法中每置换 100ml 血后，10% 葡萄糖酸钙 1~2ml/kg 等量稀释后静脉缓慢推入，以预防低钙血症的发生。但此步骤尚存争议，有人认为除非有低钙血症的证据，否则没必要预防补钙。

（9）换血结束后，取最后换出的 10ml 血做胆红素、电解质、凝血功能、血液分析等化验。

2. **全自动换血技术**

（1）将血浆均匀分配到血液中，连接输血器、静脉留置针，由输血泵控制作为输血通路；

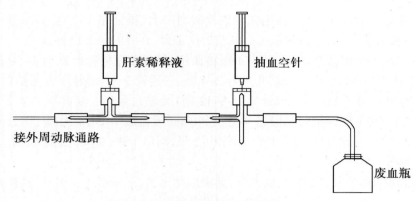

图 6-1　手动换血出血通路连接示意图

或将混合血抽入 50ml 注射器中,连接输液延长管、静脉留置针,由推注泵控制输血。

(2)手术护士常规消毒铺巾,使用最大化无菌屏障。用肝素生理盐水预充三通管、动脉压力延长管及排血管。连接出血管路,延长管螺纹口端接动脉留置针,另一端连接三通管,三通管侧端接肝素生理盐水,尾端连接排血管,排血管通过输液泵接入废血瓶(图 6-2)。

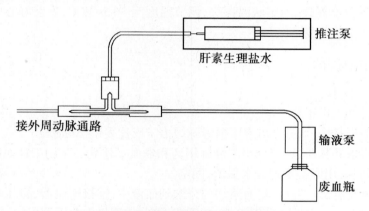

图 6-2　全自动换血出血通路连接示意图

(3)遵医嘱调节输血速度、肝素生理盐水速度,出血速度为输血速度 + 肝素生理盐水速度。打开三通管,换血开始。换血过程中,应注意抽出和输入血液是否相等,并根据生命体征动态调整换血速度。

(4)换血结束后,取最后换出的 10ml 血做相关化验。

(四)操作后护理

1. 换血完毕后与家属做好沟通解释工作,将患儿送入新生儿重症监护室持续监护,行蓝光光疗等对症支持治疗。

2. 严密观察病情,监测生命体征,关注血常规、血糖、血气分析及胆红素等检查结果,注意患儿黄染消退情况,有无神经系统症状及动脉穿刺端血运情况。

3. 用物整理。

三、注 意 事 项

1. 库存血应逐步复温后输入,否则可能影响心脏功能。一般将血袋置于室温下预热至 27~37℃。使用陈旧血时,血液中血清钾含量较高,存在导致心室颤动、心搏骤停的风险,故应尽量采用操作前 3 天内采集的新鲜血液。

2. 为保障换血安全,除输血通路外应另备一条静脉通道。换血同时进行持续静脉补液者应尽量减慢输液流速,否则可能干扰静脉压的控制,甚至导致心力衰竭的发生。

3. 为减少心力衰竭等严重不良事件的发生,建议换血前先纠正患儿的贫血状况。同时,此部分输血量及换血前、后行血液生化检查的用血量应分别计入入血及出血总量之中,以保证出入量的平衡,减少血压的波动。

4. 换血过程中需要集中思想,切忌将空气和血凝块注入,同时对出、入血量进行双人核对并记录,保障出入平衡。

5. 换血过程中严格执行无菌技术操作,防止感染。

6. 注意保暖,严密观察患儿全身情况及反应,注意皮肤颜色、监测生命体征,及时处理意外情况。

7. 严密观察静脉通路是否有渗出及肿胀,以免因输血或钙剂渗出导致局部皮肤坏死。

8. 使用肝素作为抗凝剂时,肝素用量不宜过大,以免引起出血和血小板减少。

四、相 关 知 识

1. 换血指征

（1）出生胎龄≥35 周以上的晚期早产儿和足月儿可参照 2004 年美国儿科学会推荐的换血参考标准（图 6-3）。出生体重 <2500g 的早产儿换血标准可参考表 6-1。在准备换血的同时先给予患儿光疗 4~6 小时,若总胆红素（total bilirubin,TSB）水平未下降甚至持续上升,或对于免疫性溶血患儿在光疗后 TSB 下降幅度未达到 34~50μmol/L（2~3mg/dl）立即给予换血。

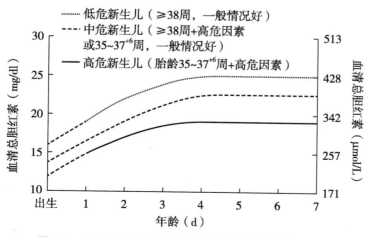

图 6-3 胎龄 35 周以上早产儿及足月儿换血参考标准

表 6-1 出生体重 <2500g 的早产儿生后不同时间光疗和换血血清总胆红素参考标准（mg/dl）

出生体重 (g)	<24 小时		24~<48 小时		48~<72 小时		72~<96 小时		96~<120 小时		≥120 小时	
	光疗	换血	光疗	换血	光疗	换血	光疗	换血	光疗	换血	光疗	换血
<1000	4	8	5	10	6	12	7	12	8	15	8	15
1000~1249	5	10	6	12	7	15	9	15	10	18	10	18
1250~1999	6	10	7	12	9	15	10	15	12	18	12	18
2000~2299	7	12	8	15	10	18	12	20	13	20	14	20
2300~2499	9	12	12	18	14	20	16	22	17	23	18	23

注：1mg/dl=17.1μmol/L

（2）严重溶血，出生时脐血胆红素 >76μmol/L（4.5mg/dl），血红蛋白 <110g/L，伴有水肿、肝脾大和心力衰竭。

（3）已有急性胆红素脑病的临床表现者，无论胆红素水平是否达到换血标准，或 TSB 在准备换血期间已明显下降，都应换血。

2. 血源的选择及换血量的计算

（1）血源的选择：见表 6-2。

表 6-2 新生儿溶血病换血血源的选择

新生儿	换血血源选择
Rh 溶血病有抗 D 者	1. Rh 阴性，ABO 型同患儿 2. Rh 阴性，O 型血 3. 无抗 DIgG 的 Rh 阳性，ABO 型同患儿 4. 无抗 DIgG 的 Rh 阳性，O 型血
Rh 溶血病有抗 C、E 者	1. Rh 型同母，ABO 型同患儿 2. Rh 型同母，O 型血 3. 无抗 C、E 等 IgG 的任何 Rh 型，ABO 型同患儿 4. 无抗 C、E 等 IgG 的任何 Rh 型，O 型血
ABO 溶血病	1. O 型红细胞，AB 型血浆 2. O 型血 3. 同型血
不明原因的高胆红素血症	1. 同型血 2. O 型血

（2）换血量的计算：传统方法通常为新生儿血容量的 2 倍，即 150~180ml/kg。临床研究发现，单倍量换血（即换血量为 80~100ml/kg）也可以有效地降低胆红素水平，但目前仍无足够证据支持该方法可以替代传统的双倍量换血。近期研究也发现，两阶段单倍量同步换血

（即进行 2 次单倍量的换血,2 次换血中间间隔 3 小时）比单阶段双倍量同步换血能够更有效地降低胆红素水平,并减少再次换血的几率。至于选择哪种方法,需要结合患儿的实际情况而定。

3. 血液的抗凝剂　目前换血采用的新鲜全血或红细胞悬液与血浆混合血,已不用肝素作为抗凝剂。全血常用枸橼酸右旋葡萄糖(acid citrate dextrose,ACD)保养液,红细胞悬液常用枸橼酸 - 磷酸 - 葡萄糖 - 腺嘌呤(CPDA)保养液。换血过程中,枸橼酸及枸橼酸盐可影响电解质及酸碱平衡。国内研究结果显示,换血后对电解质和代谢的影响常见低钙、低钾及高血糖等。血钙常为短时间下降,有时不超过 10 分钟即恢复正常。高浓度葡萄糖的 ACD 血可使血糖增高,但也可因刺激胰岛素分泌,使血糖降低,故换血数小时内需要监测电解质、血糖及血气分析。

4. 常见并发症的观察及处理

（1）血液学指标异常:血液学指标异常是最为常见的换血不良反应,包括高血糖、血小板减少、白细胞减少、代谢性酸中毒、低血钾、低血钙等。国外研究认为,此类并发症大部分是无症状、暂时、可逆的,不须进行特殊处理,然而对于早产儿或合并感染、心肺脑肾等器官病变的高危儿而言,则可能是持续、不可逆,甚至危及生命的。因此,对于此高危患儿应在换血期间及换血后 7 天内复查血常规及血生化,及时给予干预治疗。

（2）呼吸暂停:呼吸暂停的发生可能与新生儿呼吸中枢及呼吸器官代偿能力有限、呼吸肌力差,及电解质、酸碱平衡紊乱等因素有关。故换血者应在换血中及换血后密切监测患儿生命体征,出现呼吸暂停时应及时给予刺激或氧气吸入,同时纠正内环境的紊乱以控制呼吸暂停的发生和发展。

（3）坏死性小肠结肠炎(necrotizing enterocolitis,NEC):血压的波动或继发感染均可能导致 NEC 的发生。因此,在换血过程中血压的监测显得尤为重要,换血者应根据血压情况适时地调整输血和出血速度,维持出入血量的平衡,同时在换血后观察患儿是否出现拒奶、呕吐、腹胀、便血等症状,并及时进行腹部 X 线摄片以明确诊断,必要时给予禁食、胃肠减压、抗感染等对症支持处理。

（4）心力衰竭:换血前病情的充分评估、换血时生命体征的动态监测、适时地调整出入血速度、保证出入量的平衡、维持血压的稳定等措施均能有效地预防心力衰竭发生。在换血中,若患儿出现烦躁、安静时心率持续 >160 次 / 分、心音减弱、呼吸急促(>60 次 / 分)、肝短期内进行性增大等表现时,应警惕心力衰竭的发生。此时应暂停换血操作、分析病因、估计血容量。同时合理供氧、纠正代谢紊乱,并遵医嘱给予多巴胺、多巴酚丁胺、酚妥拉明、利尿剂等药物,以达到减少心脏负荷、增强心肌收缩力、扩张血管、改善心排量的目的。

参 考 文 献

1. 中华医学会儿科学分会新生儿学组 . 新生儿高胆红素血症诊断和治疗专家共识 . 中华儿科杂志,2014,52(10):745-748.

2. 李慧繁,何华云,刘开珍,等 . 换血疗法治疗急性胆红素脑病的成本效益分析 . 重庆医学,2013,42(31):3728-3731.

3. 邵肖梅,叶鸿瑁,丘小汕 . 实用新生儿学 . 第 4 版 . 北京:人民卫生出版社,2011.

4. American Academy of Pediatrics Subcommittee on Hyperbilirubinemia.Management of hyperbilirubinemia in the newborn infant 35 or more weeks of gestation.Pediatrics,2004,114（1）:297-316.

5. 郑显兰.儿科危重症护理学.北京:人民卫生出版社,2015.

6. Abbas W,Attia NI,Hassanein SM.Two-stage single-volume ex-change transfusion in severe hemolytic disease of the newborn.J Matern Fetal Neonatal Med,2012,25（7）:1080-1083.

7. 雷凤华.新生儿高胆红素血症换血疗法不良反应的分析.广州:南方医科大学,2013.

8. 李慧敏.换血疗法治疗新生儿高胆红素血症的临床分析.重庆:重庆医科大学,2013.

（郑显兰）

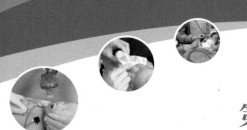

第七章
新生儿复苏

一、概　　述

新生儿复苏（neonatal resuscitation）是一系列支持恢复呼吸或心跳呼吸停止的有效通气和循环功能的技能，也是一项基本生命支持技术。在新生儿中，呼吸、心搏骤停最常见的原因是气道阻塞导致窒息，如窒息时间过长，即使存活，也可致脑瘫等并发症。因此，新生儿复苏的关键是对气道状态迅速地评估和维护，并给予吸引、排除梗阻、通气和给氧，尤其是可靠的评估及有效的正压通气可明显改善预后。

二、操 作 实 践

（一）评估

1. 复苏前评估　了解新生儿胎龄，评估反应、呼吸、皮肤颜色、肌张力。注意有无发绀、心动过缓、呼吸不规则或无呼吸、低血压、肌张力低下等表现。

2. 复苏中评估　同时评估 3 项临床指征：心率、呼吸和氧合状态（氧合状态评估依据 SpO_2 数值，而不是通过评估肤色确定）。

3. 复苏后评估　心电监护或听诊心率>100 次 / 分，自主呼吸恢复，SpO_2 大于 90%；面色、口唇、甲床由发绀转为红润。

（二）操作前准备

1. 评估患儿是否足月妊娠，羊水量，有无呼吸或哭声。

2. 患儿准备　护士可以对患儿体位进行调整，以便于满足进行抢救的需要。

3. 用物准备

（1）吸引器械：吸引器、吸痰管（6#、8#）和各种型号注射器。

（2）正压人工呼吸器械：新生儿复苏器，不同型号面罩，氧源。

（3）气管内插管器械：喉镜（00#-0# 早产儿用；1# 足月儿用）、备用喉镜和电池、不同型号的气管导管、金属芯、剪刀、胶布。

（4）药物：肾上腺素（1∶10 000）、等渗晶体液（生理盐水或乳酸林格液）、10% 葡萄糖溶液。

（5）其他：辐射保暖台或其他保暖设备、温暖的毛巾、无菌手套、时钟、听诊器、空气 - 氧气混合仪、心电监护仪、输液用物。

（三）操作步骤

1. 评估新生儿胎龄、呼吸、心率、皮肤颜色、肌张力情况,助手协助迅速为新生儿连接脉搏氧饱和度仪或心电监护仪。

2. 开放气道（airwany,A）

（1）保暖:将新生儿放置在辐射暖台上,温热干毛巾擦干头部及全身。

（2）体位:肩部以布卷垫高 2~2.5 cm,置新生儿头轻度仰伸位（鼻吸气位）。

（3）必要时清理呼吸道:娩出前助产者用手挤出新生儿口、咽、鼻中的分泌物,娩出后清理分泌物,立即吸进口、咽、鼻黏液,吸引时间不超过 10 秒,先吸口腔、再吸鼻腔。

（4）评估呼吸、心率、SpO_2 数值和肤色。

3. 建立呼吸（breath,B）

（1）刺激:用手拍打或手指轻弹新生儿足底 2 次,以诱发自主呼吸,经刺激后出现正常呼吸,心率 >100 次 / 分,肤色红润或仅手足青紫者可予观察;如触觉刺激后仍无自主呼吸,需进行正压通气。

（2）正压通气:触觉刺激后仍无自主呼吸建立或心率 <100 次 / 分,重新摆好体位保证气道开放,立即用复苏器加压给氧,使面罩与患儿面部呈密闭状（遮盖下巴尖端、口鼻,但不盖住眼睛）,见图 7-1 和图 7-2,以能够见到患儿胸廓起伏为标准。通气频率:40~60 次 / 分,吸呼比 1∶2,30 秒后再评估,如心率 >100 次 / 分,出现自主呼吸可停止正压通气;如心率 <100 次 / 分或无规律性呼吸,则须继续用复苏器或进行气管插管正压通气,并检查和矫正通气操作;如心率 <60 次 / 分,予气管插管正压通气并开始胸外按压。

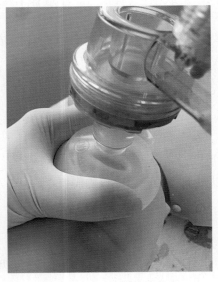

图 7-1 加压面罩"C"字

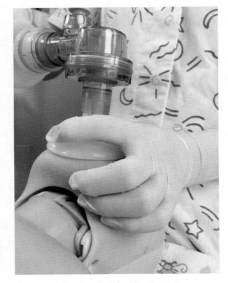

图 7-2 加压面罩"E"字

（3）评估呼吸、心率、SpO_2 数值和肤色。

4. 恢复循环（cycle，C）

（1）气管插管正压通气 30 秒后，心率 <60 次 / 分或心率在 60~80 次 / 分不再增加，在正压通气同时须进行胸外按压。

（2）双拇指法：即双手拇指端压胸骨，双拇指重叠或并列，双手环抱胸廓支撑背部（图 7-3）。

中、食指法：即右手食、中（或中指、无名指）两个手指放在胸骨上，定位见图 7-4，按压时左手支撑背部。

（3）按压部位：两乳头连线中点的下方，即胸骨体下 1/3 处，避开剑突。

（4）按压深度约为胸廓前后径的 1/3，产生可触及脉搏的效果。

（5）胸外按压和正压通气的比例应为 3∶1，即 90次 / 分按压和 30 次 / 分呼吸。因此，每个动作约 0.5 秒，2 秒内 3 次胸外按压加 1 次正压通气。

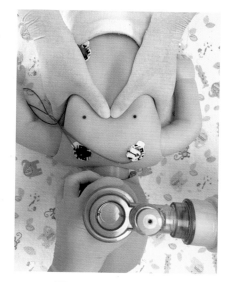

图 7-3　双拇指法按压

（6）按压 45~60 秒后评估心率，如果心率 >60 次 / 分，则停止按压，以 40~60 次 / 分的频次正压通气；如果心率 <60 次 / 分，继续正压通气和胸外心脏按压（图 7-5），并考虑药物治疗。

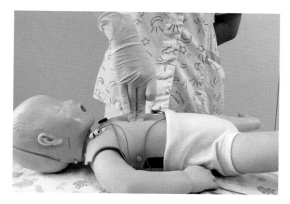

图 7-4　中、食指法定位

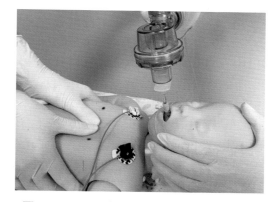

图 7-5　正压通气和胸外心脏按压双人配合

（7）评估呼吸、心率、SpO_2 数值和肤色。

5. 药物治疗（drug，D）

（1）建立有效的静脉通路。

（2）保证药物的应用：在新生儿复苏时，很少需要用药，新生儿心动过缓通常是因为肺部通气不足或严重缺氧，而纠正心动过缓最重要的是充分的正压通气。胸外心脏按压 30 秒后不能正常循环时，遵医嘱给予 1∶10 000 肾上腺素 0.1~0.3ml/kg，静脉或气管内注入；如心率仍 <100 次 / 分，可根据病情酌情用纠正酸中毒、扩容药，有休克症状者可给多巴胺或多巴酚丁胺。

（3）评估呼吸、心率、SpO_2 数值和肤色。

（四）操作后处理

1. 整理用物　医疗垃圾、生活垃圾分类处理。
2. 复苏后监护　体温管理、生命体征监测、早期发现并发症、氧饱和度、心率、呼吸、血压、血细胞比容、血糖、血气分析及血电解质等，复苏后立即监测血气分析有助于估计窒息的程度，低血糖者静脉给予葡萄糖溶液。及时对脑、心、肺、肾及胃肠等器官功能进行监测，早期发现异常并适当干预，以减少窒息引起的伤残和死亡。如合并中、重度缺血缺氧性脑病，建议给予亚低温治疗。
3. 认真观察并做好相关记录。

三、注 意 事 项

1. 复苏的基本程序：评估—决策—措施，在整个复苏中不断重复。
2. 评估患儿后要先呼救再急救，整个复苏过程要在辐射床保暖下进行。
3. 安全和适宜的触觉刺激　新生儿的方法包括拍打或轻弹足底；轻轻地摩擦新生儿背部、躯干和四肢。不要有拍打背部或臀部或摇动新生儿等可造成新生儿损伤的动作。
4. 正压通气时选择合适的面罩，以覆盖新生儿的下巴和口鼻，但不覆盖眼睛为宜。
5. 胸外按压时首选拇指法。因为它能产生更高的收缩峰压和冠状动脉灌注压，它比双指法能更好地控制深度，并能更持久地给予压力。
6. 无效通气通常与下列因素有关：如面罩与新生儿面部密闭不够、新生儿气道阻塞、压力不够等。防范措施，进行矫正通气步骤（MRSOPA）：M. 调整面罩，确保面罩与面部封闭良好；R. 重新摆正体位，将头调到“鼻吸气”体位；S. 检查并吸引口鼻分泌物；O. 口腔轻微张开，下颌略向前抬；P. 逐渐增加压力直到每次呼吸都能看到胸廓运动，听到呼吸音；A. 改变气道，考虑气管插管。
7. 无效按压与按压部位错误、按压力度不够、无效通气有关。防范措施如下：
（1）按压部位必须准确，力度适宜，保证有效，防止损伤。
（2）按压时手指不可触及胸壁，放松时不能离开胸骨。
（3）胸外按压与人工通气配合协调，避免同时进行。
（4）加强团队合作演练，分工明确。
8. 复苏器加压通气过程中，易造成胃扩张而影响膈肌运动，使肺扩张受限，胃内容物反流，导致吸入性肺炎。因此，通气过程中应尽早置入胃管，抽出胃内容物，并进行胃肠减压以减轻胃扩张。

四、相 关 知 识

1. 气管导管型号和插入深度的选择方法　见表7-1。

表 7-1　不同体重气管导管型号和插入深度的选择

体重（g）	导管内径（ID，mm）	唇 - 端距离（cm）[a]
≤1000	2.5	6~7
~2000	3.0	7~8
~3000	3.5	8~9
>3000	4.0	9~10

注：[a] 为上唇至气管导管管端的距离

2. 正压通气不能产生肺部充分通气的特殊情况　见表 7-2。

表 7-2　新生儿复苏的特殊情况

情况	病史 / 临床症状	措施
气道机械性阻塞		
胎粪或黏液阻塞	胎粪污染羊水 / 胸廓运动不良	气管导管吸引胎粪 / 正压通气
后鼻孔闭锁	哭时红润，安静时发绀	口腔气道，气管插管
咽部气道畸形（Robin 综合征）	舌后坠进入咽喉上方将其堵塞，空气进入困难	俯卧体位，后鼻咽插管或喉罩气道
肺功能损害		
气胸	呼吸困难，双肺呼吸音不对称持续发绀 / 心动过缓，呼吸音减低	胸腔穿刺，气管插管
胸腔积液	持续发绀 / 心动过缓呼吸音减低	胸腔穿刺，引流放液
先天性膈疝	双肺呼吸音不对称持续发绀 / 心动过缓，舟状腹	气管插管，插入胃管
心脏功能损害		
先天性心脏病	持续发绀 / 心动过缓	及时诊断，相应处理
胎儿失血 / 母出血	苍白，对复苏反应不良	扩容，可能包括输血

附:新生儿复苏流程图

新生儿复苏流程图

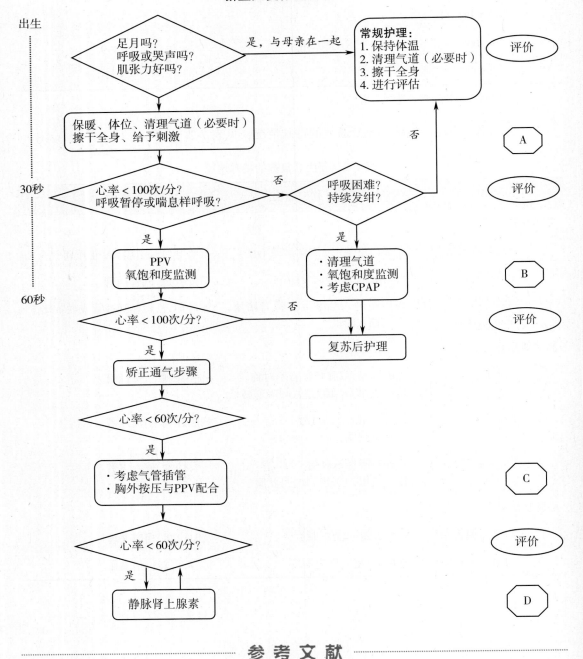

参 考 文 献

1. Katie Brobst.Pediatric fundamental Critical Care Support.2th Edition.Society of Critical Care Medicine，2013.

2. John Kattwinkel.Neonatal Resuscitation.6th Edition.American Academy of Pediatrics and American Heart Association,2011.

3. John Kattwinkel.Neonatal Resuscitation:2010 American Heart Association Guidelines for Cardiopulmonary Resuscitation and Emergency Cardiovascular Care.Pediatrics,2010,126:e1400-e1413.

4. 陈朔晖,徐红贞.儿科护理技术操作及风险防范.杭州:浙江大学出版社,2014.

5. 叶鸿瑁,虞人杰.新生儿复苏教程.第6版.北京:人民卫生出版社,2015.

6. 崔焱.儿科护理学.5版.北京:人民卫生出版社,2014.

7. 中国新生儿复苏项目专家组.新生儿复苏指南(2011年北京修订).中华围产医学杂志,2011,14(7):415-419.

（陈朔晖）

讨　　论

1. 组委的题目《新生儿心肺复苏》，多数教材称《新生儿窒息复苏术》《新生儿复苏》，用哪一种更合适？

2. 新生儿指 0~28 天的小儿，但所有新生儿复苏教材都是指刚出生的新生儿复苏，包括今天这版主要参照第 6 版《新生儿复苏教程》，也是指新生儿刚出生时的复苏，不过基本步骤相同，只是评估上稍有不同。不知是否合适？

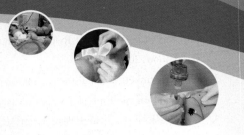

第八章
外周静脉留置针穿刺技术

一、概　　述

外周静脉留置针（peripheral venous indwelling needle）又称静脉套管针，是由钢质针芯、软外套管及塑料针座三部分组成的穿刺输液针。静脉留置针主要用于静脉输液，通过套管在短期内留置在患者的静脉内，可实现多次输液。穿刺时将外套管和针芯一起刺入血管，当套管送入血管后抽出针芯，仅将柔软外套管留在血管中进行输液的一种输液工具。外周静脉留置针一方面可以减轻婴儿因一次性钢针反复穿刺带来的痛苦，保护血管，减少液体外渗，保证合理用药时间；另一方面保留了一条开放的静脉通路，便于抢救工作，也减轻了临床护士的工作量。

二、操　作　实　践

1. 评估

（1）留置针的选择：24G：规格 0.7mm×19mm 或 0.7mm×14mm，通常用在婴幼儿及静脉特别细者。22G：规格 0.9mm×25mm，当需要注射较黏稠的液体时，应选用较大号留置针及较粗静脉。宜选用针芯锋利、穿刺切口损伤小、型号较小的留置针，减少穿刺点切口大小，从而减少留置期间细菌沿针眼爬行导致的穿刺点感染或导管相关性血流感染。在满足治疗需要前提下，应选用最小型号的留置针。考虑到婴幼儿配合度差，穿刺时需要全程绷紧皮肤，宜选择方便单手操作的留置针进行静脉置管操作。考虑到婴幼儿手背的大小，须选小巧、宜固定的留置针妥善固定。留置针及延长管等附加装置尽量使用不含邻苯二甲酸二乙基己酯（DEHP）成分的输液装置。

（2）穿刺部位及血管的选择：婴儿不宜首选头皮静脉。婴儿避开手部或手指，或被用来吮吸的拇指/示指。避开手腕内侧面，避免产生疼痛和损伤桡神经。从上肢远端血管开始，逐步往近心端穿刺。

避开关节、触诊有疼痛的区域、受损血管（如青紫、渗出、硬化或条索状的血管）、静脉瓣、瘢痕、炎症的位置及计划进行手术的区域。

2. 操作前

（1）两人核对患儿及治疗信息。

（2）评估患儿病情、治疗周期、出凝血时间、使用药物性质、过敏史、皮肤、血管、合作程度。使用压脉带者询问患儿有无乳胶过敏。

（3）知情同意：与患儿家属沟通，告知置管原因、预期留置的时间、导管的维护、发生相关并发症的症状和体征，必要时签署知情同意书。

（4）个人准备：衣帽整齐，洗手，戴口罩。

（5）物品准备：治疗车（锐器盒、快速手消毒液）、注射盘、型号适宜的留置针、无针输液接头、无菌透明敷料、胶带、复合碘消毒液、无菌棉签、止血带、弯盘、5ml无菌注射器、不含防腐剂的生理盐水 1 支或 5ml 导管冲洗器。

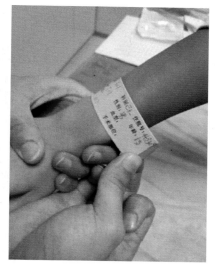

图 8-1　核对患儿信息

3. 操作中

（1）推治疗车至床旁，核对患儿信息（图 8-1）。协助患儿取适当体位。

（2）选择静脉（由远及近）。皮肤消毒：以穿刺点为中心，螺旋式由内至外进行，待干；范围：直径≥8cm 并大于敷料尺寸（图 8-2）。

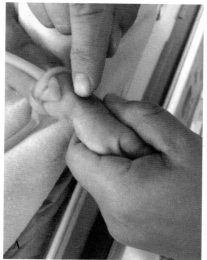
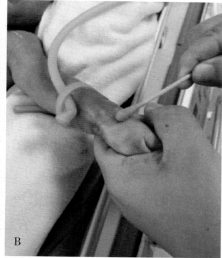

图 8-2　选择静脉并消毒皮肤

（3）撕开透明贴膜外包装一角，待用。放置压脉带（穿刺点上方 6cm）。

（4）再次皮肤消毒，直径≥8cm（图 8-2）。打开留置针包装，输液接头排气（按照厂家说明）。再次核对患儿信息。

（5）穿刺（图 8-3）：绷紧皮肤，穿刺点在消毒范围内 1/2 或 2/3 处，以 15°~30° 角度进针，直刺入血管，进针速度宜慢，透明回血腔处见回血后压低角度（5°~10°）再进针 0.2cm。

（6）送管（图 8-4）：左手绷紧皮肤，右手示指抵住推送板，送软管，导管处见第 2 次回血后将软管全部送入血管。松止血带。

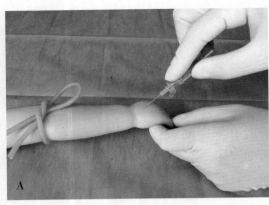 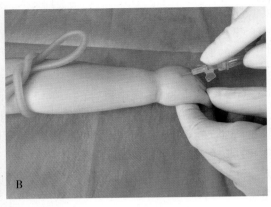

图 8-3　静脉穿刺

A:送管:左手绷紧皮肤;B:回血后压低角度(约 5~10 度)再进针

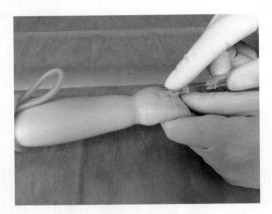

图 8-4　送管

右手食指抵住推送板送软管

（7）将无菌透明敷贴无张力妥善固定于推送板下方,左手按压留置导管前端,右手撤针芯放入锐器盒内,连接无针输液接头（图 8-5）。

（8）用胶布加强固定留置针及输液接头（高举平台法）（图 8-6）。若使用带延长管的无针接头,则延长管与导管呈 U 型固定。透明敷贴上小胶纸粘贴在无菌贴膜上,并注明日期、时间、签名。

（9）推注生理盐水确认导管留置的有效性。

（10）封管:采用脉冲式手法冲管,正压封管（使用带延长管的无针接头:推注还剩最后 1~2ml 生理盐水时改为正压匀速推注,推注到约剩余 0.5ml 余液时,另一手迅速夹闭小夹子;使用肝素帽:推注还剩最后 1~2ml 生理盐水时,仅将钢针斜面留少许在肝素帽内,改为匀速推注,边推液边拔钢针,推液速度大于拔针速度）。

（11）再次核对患儿信息。安置患儿于舒适卧位。

4. 操作后

（1）告知患儿家属保护留置针的注意事项。

（2）观察患儿活动及合作情况,必要时适当加强固定。

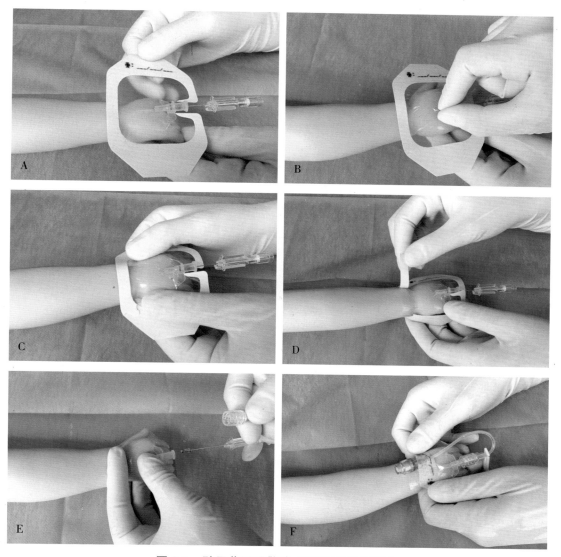

图 8-5　贴无菌透明敷贴，连接无针输液接头

（3）整理用物，洗手。

（4）记录。

5. 导管的维护

（1）冲管及封管：

1）经外周静脉留置针输注药物前，宜通过输入生理盐水确定导管在静脉内。

2）输液完毕应用导管容积加延长管容积 2 倍的生理盐水或肝素盐水正压封管。肝素盐水的浓度可用 0~10U/ml。

3）给药前、后或使用 2 种不同药物之间宜用生理盐水脉冲式冲洗导管，如果遇到阻力或抽吸无回血，应进一步确定导管的通畅性，不应强行冲洗导管。

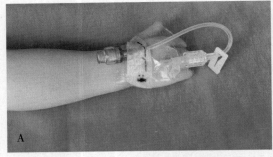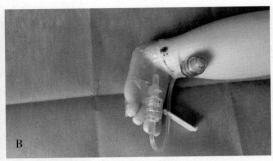

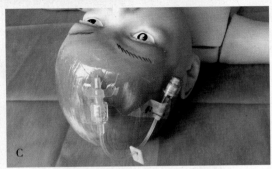

图 8-6　留置针固定及留置标识

A、B:>2 个月患儿关节部位可使用小夹板固定,胶带沿关节上下各缠绕一圈固定,不要遮盖穿刺点,露出手指 / 脚趾,功能位松紧适宜,观察肢端血运;C:头部留置针使用胶带高举平台法固定延长管,不要遮盖穿刺点

（2）敷料的更换：

1）严格无菌技术操作。

2）严密观察穿刺部位有无红、肿、痛、热或沿走向出现条索状有无发红,若有则提示有静脉炎发生,应拔除留置针,进行相应处理。

3）无菌透明敷料应至少每 7 天更换一次,无菌纱布敷料应至少每 2 天更换一次;若穿刺部位发生渗液、渗血时应及时更换敷料;穿刺部位的敷料发生松动、污染等完整性受损时,应立即更换。

6. 拔管

（1）外周静脉留置针应 72~96 小时更换一次。视具体情况可适当延长。

（2）当患儿有与外周静脉短导管相关的不适或疼痛时,应该拔除该导管。

（3）当怀疑有导管相关性血液感染时,应在拔除导管之后考虑对导管进行培养。

（4）应监测静脉导管穿刺部位,并根据病情、导管类型、留置时间、并发症等因素进行评估,尽早拔除。

7. 健康教育

（1）注意保护使用留置针的肢体,未输液时,尽量避免肢体下垂姿势,以免由于重力作用造成回血堵塞导管。

（2）穿刺部位减少活动,防压、防水。

（3）如敷贴卷边或污染及穿刺部位有红、肿、痛、热等不适应及时告知护士。

（4）洗澡时,保护穿刺部位;若穿刺部位有水渗入,应立即告知护士并及时更换敷料。

（5）更衣时，不要将导管勾出或拔出。

三、注 意 事 项

1. 穿刺部位明显污染者，消毒前先清洁该区域，建议采用一次性剪刀或一次性刀片修剪穿刺部位过多的毛发。

2. 压脉带的使用不应影响血液循环。

3. 留置针使用前检查产品完整性，确认有效期及是否漏气等。

4. 穿刺时建议采用无菌手套。针芯拔除后，勿再回套至软管内，否则可能导致外套管损伤。

5. 避免反复穿刺。

6. 加强固定。导管放置在关节或邻近关节部位，可用夹板实施固定。固定应注意：肢体保持功能位；安装衬垫；不妨碍穿刺部位的观察和评估；防止造成血运障碍、皮损，以及对弯曲部位神经的压迫；定期移除固定，并交班记录。

四、相 关 知 识

1. **消毒剂的选择**　穿刺及维护时应选择合格的皮肤消毒剂，宜选用 2% 葡萄糖酸氯己定乙醇溶液（年龄 <2 个月的婴儿慎用）、有效碘浓度不低于 0.5% 的碘伏或 2% 碘酊溶液和75% 酒精。

2. **无张力粘贴方法**　穿刺部位局部皮肤干燥；透明敷料中央对准穿刺部位放下；捏压覆盖于导管部分的透明敷料，使之更妥帖地固定导管；按压整片敷料，使之充分与皮肤接触；揭除框型离型纸，同时抹压敷料边缘。

3. **透明敷料去除**

（1）0° 角撕除法（图 8-7A）：揭起透明敷料一角；一手压在透明敷料表面，另一手呈 0° 角轻柔地水平牵拉敷料一边，使透明敷料与皮肤表面逐渐分离，以减少患儿的疼痛感。

（2）180° 角撕除法（图 8-7B）：0° 角扯松敷料边缘；一手按住导管固定，一手与皮肤呈180° 由穿刺方向顺着穿刺部位移除敷料。

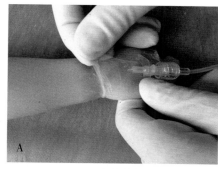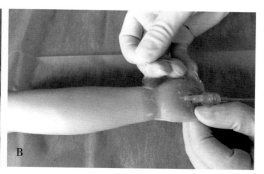

180 度角撕除　　　　　　　　　　　　　0 度角撕除

图 8-7　透明敷料去除

参 考 文 献

1. 钟华荪 . 静脉输液治疗护理学 . 北京 : 人民军医出版社 , 2007 : 195.
2. 楼建华 . 儿科护理操作指南 . 第 2 版 . 上海 : 上海科学技术出版社 , 2012 : 125-128.
3. 崔焱 . 儿科护理学 . 第 5 版 . 北京 : 人民卫生出版社 , 2013 : 137.
4. 王建荣 , 冯志英 , 韩媛媛 , 等译 . 输液治疗护理实践标准 , 2011 年修订版 . 中华护理学会全国静脉输液治疗护理学术交流会议 , 2011 : 15-16 , 32-33 , 36 , 41 , 50.
5. 国家卫生计生委 . 卫生部静脉治疗护理技术操作规范 . 中国护理管理 , 2014 , 14（1）: 3.
6. 中国卫生部制定 . 消毒技术规范 . 2002 : 174-175.
7. 输液护理学会 . 输液护理操作指南 . 输液护理杂志 , 2011 , 增刊 : 48.
8. 3M 透明敷料产品使用说明书 .
9. 王建荣 . 输液治疗护理实践指南与实施细则 . 北京 : 人民军医出版社 , 2009 : 16-18.
10. 输液护理学会 . 输液护理操作指南 . 输液护理杂志 , 2011 , 增刊 : 58.

（阐玉英）

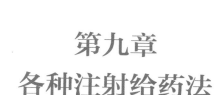

第九章
各种注射给药法

注射给药是将无菌药液或生物制剂注入体内的方法。注射给药的主要特点是药物吸收快,血药浓度迅速提高,适用于各种原因不宜口服给药的患儿。但注射给药会造成一定程度的组织损伤,可引起疼痛及潜在并发症的发生。

一、注射给药的方法

1. **皮内注射法**(intradermic injection,ID) 将少量药液或生物制剂注射于皮内的方法。

(1)进行药物过敏试验,以观察有无过敏反应。

(2)预防接种。

(3)局部麻醉的起始步骤。

2. **皮下注射法**(hypodermic injection,HD) 将少量药液或生物制剂注入皮下组织的方法。

(1)用于不宜口服给药而需要在一定时间内发生药效时。

(2)预防接种。

(3)局部麻醉用药。

3. **肌内注射法**(intramuscular injection,IM) 将一定量药液注入肌肉组织的方法。

(1)用于不宜或不能口服或静脉注射,且要求比皮下注射更快发生疗效时。

(2)注射刺激性较强或药量较大的药物。

二、注 射 原 则

1. **严格执行查对制度**

(1)严格执行"三查八对"。

(2)仔细检查药物质量,如发现药液有变质、沉淀、浑浊、药物有效期已过或安瓿有裂痕、瓶盖有松动等现象,则不能使用。

(3)需要同时注射几种药物时,应核对准确,无配伍禁忌,方可进行备药。

2. **严格遵守无菌操作原则**

(1)注射环境整洁安静,符合无菌操作要求。

(2)注射前护士须衣帽整洁,洗手戴口罩,必要时戴手套,注射后护士应洗手。

（3）注射部位按要求进行消毒,并保持无菌。

常规的消毒方法:用棉签蘸消毒液（0.5% 碘伏、75% 乙醇、0.5% 氯己定等）,以穿刺点为中心擦拭,消毒范围直径应在 5cm 以上,消毒待干后方可注射,皮内试验选用 75% 乙醇,有皮肤过敏者禁用碘伏、乙醇。

（4）注射器的活塞、乳头及针头应保持无菌。

3. **严格执行消毒隔离制度**　注射时要做到一人一套用物,包括注射器、针头、消毒棉签等,操作后须按消毒隔离制度和医疗废物处理规范处理用物。

4. **选择合适的注射器和针头**　根据药液量、黏稠度和刺激性的强弱选择合适的注射器和针头（图 9-1）。注射器应完好,无裂缝,不漏气,针头应锐利、型号合适,无钩,无弯曲;注射器与针头的衔接必须紧密;一次性注射器的包装必须密封,并在有效期内使用。

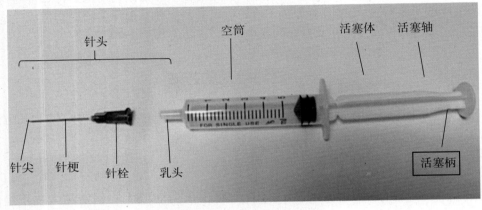

图 9-1　一次性注射器的结构

5. **选择合适的注射部位**　注射部位应避开神经、血管处,不可在炎症、瘢痕、硬结、皮肤受损处进针,对须长期注射的患儿,应有计划地更换注射部位。

6. **注射药液现配现用**　药液应临时抽取,在规定注射时间注射,以防药物效价降低或被污染。

7. **注射前排尽空气**　注射前必须排尽注射器内空气,排气时防止药液浪费。

8. **注射前检查回血**　皮下、肌内注射如有回血,须拔出针头重新进针,不可将药液注入血管内。

9. **掌握合适的进针角度和深度**

（1）各种注射法分别有不同的进针角度和深度要求。

（2）进针时不可将针梗全部刺入注射部位,以防不慎断针时增加处理的难度。

10. **应用减轻患儿疼痛的注射技术**

（1）安慰患儿,给予袋鼠式护理、抚触、非营养性吸吮等护理措施,分散其注意力,减轻其疼痛。

（2）注射时做到"二快一慢加匀速",即进针、拔针快,推药速度缓慢并匀速。

（3）注射刺激性较强的药物时,应选用细长针头,进针要深。如需要同时注射多种药物,一般先注射刺激性较弱的药物,再注射刺激性较强的药物。

三、注射前准备

1. **评估患儿并解释** 评估患儿的病情、治疗情况、用药史及药物过敏史；意识状态、心理状态、对用药的认识及合作程度；注射部位的皮肤情况。向患儿家长解释注射的目的、方法、注意事项及配合要点。

2. **患儿及家长准备** 了解各类注射的目的、方法、注意事项及配合要点。取舒适体位并暴露注射部位。

3. **用物准备** 治疗车上层常规配置以下用品：注射盘、注射器、针头、速干手消毒液、皮肤消毒液、无菌棉签、砂轮、弯盘、启瓶器、小垫枕等。注射器及针头型号见表9-1，注射器具选择见图9-2。注射药液按医嘱准备。治疗车下层准备污物桶2个，锐器盒1个。根据医嘱准备注射本或注射卡，作为注射给药的依据。

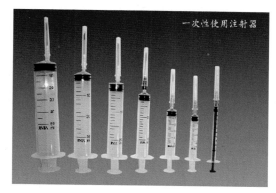

图 9-2 不同型号注射器

表 9-1 注射器及针头型号

注射器规格	针头型号	主要用途
1ml	4½ 号	皮内注射，注射小剂量药物
1ml、2ml	5、6 号	皮下注射
2ml、5ml	6、7 号	肌内注射

4. **护士准备** 衣帽整洁，修剪指甲、洗手、戴口罩。
5. **环境准备** 清洁安静、光线适宜或有足够的照明。

四、操作中准备

1. **皮内注射法**
（1）部位：常选用前臂掌侧下段。
（2）操作步骤：
1）按医嘱吸取药液。
2）携用物至患儿床旁，核对患儿床号、姓名及腕带信息。
3）根据注射目的选择合适的部位，用75%乙醇消毒皮肤，待干。
4）二次核对，排尽空气。
5）一手绷紧皮肤，一手持注射器，针尖斜面向上，与皮肤呈5°角刺入皮内（图9-3）。待针头斜面完全进入皮内后,放平注射器。用绷紧皮肤手的拇指固定针栓,注入药液 0.1ml,使局部隆起形成一皮丘(图 9-4)。

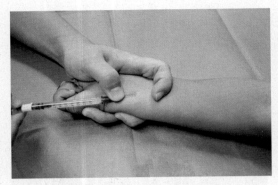

图 9-3　皮内注射进针角度 5°

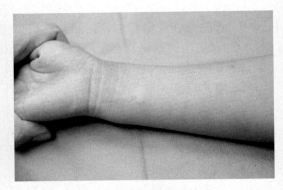

图 9-4　皮内注射形成的皮丘

6)注射完毕,迅速拔针,计时、洗手、记录。

7)再次核对,交代注意事项。15~20 分钟后查看皮试结果。

(3)注意事项:

1)做药物过敏试验前,要备好急救药品、物品,以便意外发生时使用。

2)皮肤有湿疹、感染、皮炎或外伤时不宜在局部注射,正在或近日服用免疫抑制剂或抗组胺药物者也不宜进行皮肤过敏试验,当同时试验多种抗原时,相互间至少间隔 4cm,以免强烈反应时互相混淆结果。

3)药物过敏试验结果如为阳性反应,告知患儿或患儿家长,不能再用该种药物,并记录在病历上。

2. 皮下注射法

(1)部位:上臂三角肌下缘、腹部、后背、大腿前侧及外侧。

(2)操作步骤:

1)按医嘱吸取药液。

2)携用物至患儿床旁,核对患儿床号、姓名及腕带信息。

3)选择合适的部位。

4)消毒皮肤,待干。

5)二次核对,排尽空气。

6)一手绷紧皮肤,一手持注射器,以示指固定针栓,针头斜面向上,与皮肤呈 30°~40° 角(图 9-5),快速刺入皮下,进针约 1/2 或 2/3,松开绷紧局部皮肤的手,抽吸无回血后,缓慢推注药液(图 9-6)。

7)注射完毕,快速拔针后用无菌干棉签按压穿刺点片刻(图 9-7)。

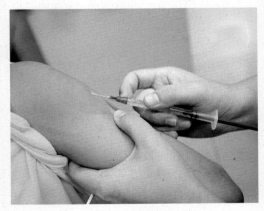

图 9-5　皮下注射

进针角度 30°~40° 角

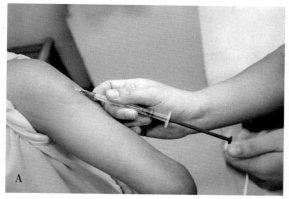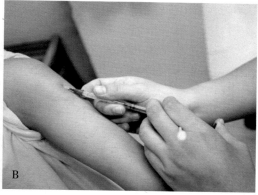

图 9-6 皮下注射

A. 抽吸有无回血；B. 推药

8）再次核对，交代注意事项。洗手、记录。

（3）注意事项：

1）对皮肤有刺激作用的药物一般不做皮下注射。

2）身体消瘦患儿，护士可捏起局部组织，适当减少穿刺角度，进针角度不宜超过45°，以免刺入肌层。

3）对须长期注射者，应有计划地更换注射部位，保证每个注射部位48小时才能注射1次。注射时每个象限内的2次距离要有2cm左右。选用细长针头，以避免或减少硬结的发生。如因长期多次注射出现局部硬结时，可采用热敷、理疗等方法予以处理。

3. 肌内注射法

（1）部位：一般选择肌肉较厚，远离大神经、大血管的部位。如臀大肌、臀中肌、臀小肌、股外侧肌及上臂三角肌（图9-8），其中最常用的部位是臀大肌。

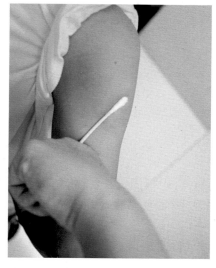

图 9-7 皮下注射 快速拔针、按压

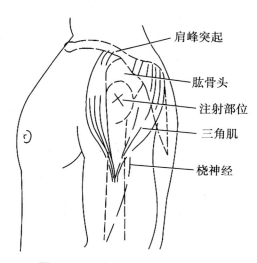

图 9-8 上臂三角肌内注射定位法

肩峰突起

肱骨头

注射部位

三角肌

桡神经

（2）操作步骤：

1）按医嘱吸取药液。

2）携用物至患儿床旁,核对患儿床号、姓名及腕带信息。

3）围起隔帘,协助患儿取舒适卧位,选择注射部位且准确定位（图9-9）。

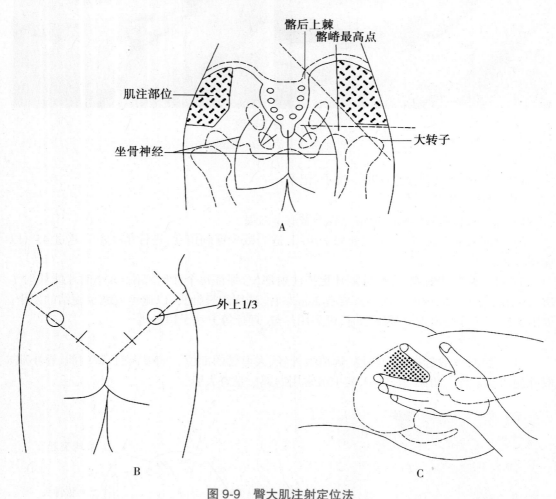

图9-9　臀大肌注射定位法

A. 十字法；B. 联线法；C. 臀中肌、臀小肌注射定位法

4）消毒皮肤。

5）二次核对,排尽空气。

6）左手拇、示指绷紧局部皮肤（图9-10）,右手持注射器,中指固定针栓,将针头迅速垂直刺入（图9-11）,切勿将针梗全部刺入,固定针头。松开左手,抽吸无回血后（图9-12）,缓慢推注药液（图9-13）。

7）注射完毕,快速拔针后用无菌干棉签按压穿刺点片刻（图9-14）。

8）再次核对,交代注意事项。

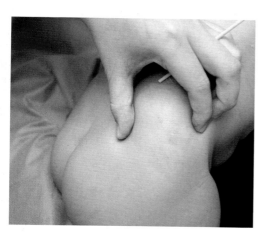

图 9-10　肌内注射　绷紧皮肤

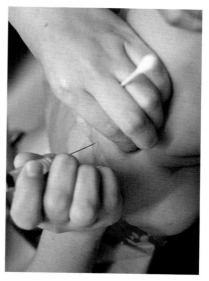

图 9-11　肌内注射　垂直进针

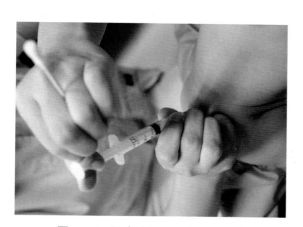

图 9-12　肌内注射　抽吸有无回血

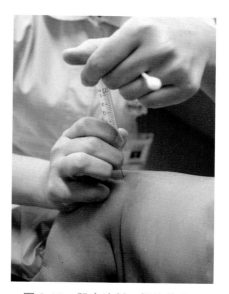

图 9-13　肌内注射　推注药液

（3）注意事项：

1）肌内注射对婴幼儿刺激大，次数过多可造成臀肌挛缩，影响下肢功能，故非病情必须不宜采用。

2）对 2 岁以下婴幼儿不宜选用臀大肌注射，因其臀大肌尚未发育好，注射时有损伤坐骨神经的危险，最好选择臀中肌和臀小肌注射。

3）对不合作、哭闹挣扎的患儿，可采取"三快"的特殊注射技术，即进针、注药及拔针均快，以免发生意外。

4）若针头折断，应先稳定患儿及家长情绪，并嘱患儿保持原位不动，固定局部组织，以防断针移位,同时尽快用无菌血管钳夹住断端取出;如断端全部埋入肌肉,应速请外科医师处理。

5) 拔针后对于一般患儿需压迫 1~2 分钟,但对于凝血功能异常的患儿,须延长压迫时间 5 分钟以上,观察无渗血后离开。

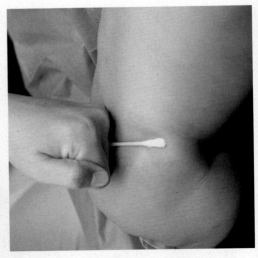

图 9-14　肌内注射　快速拔针、按压

五、操作后处理

1. 协助患儿取舒适卧位。
2. 清理用物,按消毒隔离及固废处理原则处理用物。
3. 洗手。
4. 观察、记录。观察用药后反应,记录注射时间,药物名称、浓度、剂量及患儿反应。

参 考 文 献

1. 李小寒,尚少梅.基础护理学.第 5 版.北京:人民卫生出版社,2013.
2. 姜安丽.新编基础护理学.第 2 版.北京:人民卫生出版社,2014.
3. 崔焱.儿科护理学.第 5 版.北京:人民卫生出版社,2014.
4. Cattaneo A,Davanzo R,Uxa F.Recommendation for the implementation of kangaroo mother care for low birthweight infants.International Network On Kangaroo mother care.Acta Pediati,1998,87(9):440-445.
5. Castral TC,Warnock F,Leite AM,et al.The effects of skin-to-skin contact during acute pain in preterm new-borns.Eur J Pain,2008,12(4):464-471.
6. 陈伟红,刘永琴.非营养性吸吮和吸吮 8% 葡萄糖水对缓解新生儿疼痛的效果观察.护理管理杂志,2010,10(5):355-358.
7. 王秋池,屠艳梅,李惠.低分子肝素皮下注射方法的研究进展.实用临床医药杂志,2014,18(18):165-167.
8. 季频捷.肌肉注射点大量渗血 1 例原因分析及护理对策.全科护理,2014,29(12):2783-2784.

（王国琴）

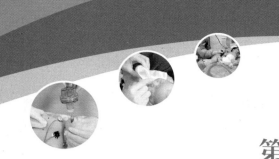

第十章
生命体征监测技术

一、概　述

　　体温、脉搏、呼吸与血压被视为人体的四大生命体征,是机体内在活动的一种客观反映,是衡量机体状况的指标,与病情、病程及情绪变化等密切相关。生命体征能显示身体功能的变化,所以护士通过对生命体征的监测可以及时、准确地掌握患儿的客观资料,发现病情变化,为患儿的诊断、治疗提供依据。

二、操作实践

(一)评估

1. **评估患儿**
(1)年龄、病情、诊断、意识状态及情绪反应。
(2)测量部位的皮肤黏膜状况。
(3)患儿和家长的合作程度及对监测体温、脉搏、呼吸、血压的认知。
2. **评估测量工具**　体温计、血压计性能。
3. **评估环境**　安全、安静、清洁。

(二)操作前

1. **物品准备**　体温计、血压表、听诊器、污表盒、液体石蜡、棉签、手表、护理记录单、笔。
2. **护士准备**　着装整齐,洗手、戴口罩。
3. **环境准备**　必要时屏风遮挡,请无关人员回避。

(三)操作中

1. **体温的测量**(水银体温计测温)　根据患儿病情选择合适的体温测量方式。
(1)备齐用物,检查体温计是否完好,将体温计水银柱用手或离心机甩至 35.0℃ 以下,清点数量。
(2)核对并向患儿解释测量步骤,协助患儿采取舒适卧位。
(3)测量腋温:临床最常用的测量方法。擦干腋窝,水银端放于腋窝深处,屈臂过胸,将体温表与皮肤紧密接触,嘱患儿夹紧,10分钟后取出,读数记录,将体温表放入污表盒内。

(4)测量肛温:协助患儿取侧卧或屈膝仰卧位,暴露肛门,润滑肛表水银端,轻轻旋转插入肛门3~4cm。婴幼儿、躁动患儿测体温时,护士须手扶体温表固定以免破裂,3分钟后取出,用纱布擦净,读数记录。将肛表放入回收盒内。

(5)测量口温:嘱患儿张口,将口表水银端斜放于患儿舌下,让患儿紧闭口唇,切勿用牙咬,用鼻呼吸,3分钟后取出读数记录。将体温表放入污表盒内。

2. 脉搏、呼吸的测量

(1)协助患儿坐位或平卧,手臂松弛,舒适体位。

(2)护士以示指、中指、无名指三指的指腹轻按于患儿桡动脉处或其他浅表大动脉处测量,压力大小以能清楚触到脉搏为宜。

(3)计时30秒,将测量的脉搏数×2,记录。脉率异常应测量1分钟;如发现患儿有心律不齐或脉搏短绌,应两人同时分别测量心率和脉率。由听心率者发出"开始"、"停止"的口令,计数1分钟。

(4)保持测量脉搏姿势不动,观察患儿胸部、腹部起伏(一起一伏为1次),计时1分钟,记录呼吸频次。

(5)危重患儿呼吸不易被观察时,将少许棉絮置于患儿鼻孔前,计数1分钟,记录棉絮被吹动的次数。

3. 无创血压的测量

(1)患儿取坐位或仰卧位,协助患儿露出手臂并伸直,手掌向上。手臂、心脏、血压计应在同一水平,即坐位时肱动脉平第4肋间,卧位时肱动脉平腋中线。

(2)放平血压计,开启开关,排尽袖带内空气。将袖带的气袋中部对着肘窝平整地缠于上臂,袖带下缘距肘窝2~3cm,松紧度以插入1指为宜。袖带宽度一般为上臂的1/2~2/3,新生儿适用宽度为2.5~4cm,婴幼儿6~8cm,学龄前期9~10cm,学龄儿可用13cm。

(3)戴好听诊器,先触及肱动脉的搏动,再将听诊器胸件紧贴肱动脉搏动处,关闭压力活门,充气至肱动脉搏动音消失,再加压使压力升高2.67~4.0kPa(20~30mmHg);缓慢均匀放气(水银柱以每秒下降4mmHg为宜),视线与水银面保持一致。当听到第一声动脉搏动音时,汞柱此时所示刻度为收缩压;随后动脉搏动音逐渐增强,直到动脉搏动音突然减弱或消失时,水银柱此时所示刻度为舒张压。

(4)测毕,解除袖带,驱除余气,关闭压力阀门,整理袖带放入盒内,将血压计盒盖向右倾斜45°,使水银回流入水银槽内,关闭水银槽开关。

(四)操作后

1. 整理用物

(1)清点体温计数目,并检查有无破损。

(2)消毒体温表,擦拭血压计。

2. 观察患儿情况。

三、注 意 事 项

1. 测温前如有运动、进食、冷热饮、冷热敷、洗澡、坐浴、灌肠等,应休息 30 分钟后再测量相应部位的体温。

2. 腋下有创伤、手术或炎症、腋下出汗较多、肩关节受伤或消瘦夹不紧体温计者不宜测腋温;婴幼儿、精神异常、昏迷、口鼻腔手术或疾病、呼吸困难者,禁用口腔测温;直肠或肛门疾病、腹泻患儿不宜测肛温。

3. 测口温时,如不慎咬碎体温计而吞下汞时,应立即清除口腔内玻璃碎屑,随后口服蛋清或牛奶,使蛋白与汞结合,延缓汞的吸收。病情允许者可进食纤维丰富的食物,如韭菜,促进汞的排泄。

4. 婴幼儿、危重患儿、躁动者测量时,应有专人守护,以防发生意外。

5. 发现体温与病情不符时,应重复测温,必要时可同时采取两种不同的测量方式作为对照。

6. 甩体温计用腕部力量,不能触及它物,以防撞碎;切忌把体温计放在热水中清洗,以防爆裂。

7. 不可用拇指诊脉,因拇指小动脉搏动易与患儿脉搏相混淆。

8. 定期检测及校对血压计的准确性,以防血压计本身造成的误差。

9. 血压监测患儿遵循四定原则,定时间、部位、体位、血压计。

10. 如发现血压听不清或异常时,应重测,先驱净袖带内空气,并使汞柱降至"0"点,稍休息片刻再测。必要时做对照复查。

四、相 关 知 识

(一)体温计的种类

1. 水银体温计。
2. 电子体温计。
3. 红外体温监测仪。
4. 可弃式化学体温计。

(二)体温计的消毒

为防止交叉感染,测量后的体温计应进行消毒处理。常用的消毒液有 75% 乙醇溶液、500mg/L 含氯消毒液等。消毒液应定时更换,盛放消毒液和体温计的容器应定期消毒。注意口表、腋表、肛表应分别清洗消毒。

(三)血压计的种类

1. 水银柱式血压计。
2. 气压表(弹簧表)式血压计。

3. 电子血压计。

（四）血压计的消毒

血压计及袖带属于低度危险物品，必要时在清洁基础上消毒。血压计可使用 500mg/L 含氯消毒液或 75% 乙醇擦拭，袖带可使用 500mg/L 含氯消毒液浸泡 30 分钟。

（五）各年龄段患儿呼吸、脉搏（次数 / 分）

各年龄段患儿呼吸、脉搏见表 10-1。

表 10-1　各年龄段患儿呼吸、脉搏

年龄	呼吸（次 / 分）	脉搏（次 / 分）	呼吸：脉搏
新生儿	40~45	120~140	1：3
<1 岁	30~40	110~130	1：（3~4）
1~3 岁	25~30	100~120	1：（3~4）
4~7 岁	20~25	80~100	1：4
8~14 岁	18~20	70~90	1：4

（六）各年龄段的平均血压

各年龄段的平均血压见表 10-2。

表 10-2　各年龄段的平均血压

年龄	血压（mmHg）
1 个月	84/54
1 岁	95/65
6 岁	105/65
10-13 岁	110/65
14-17 岁	120/70

（七）2 岁以上儿童血压计算公式

收缩压（mmHg）=（年龄 ×2）+80；舒张压（mmHg）=2/3 收缩压。

参 考 文 献

1. 中华人民共和国卫生部中国人民解放军总后勤部卫生部 . 临床护理实践指南 2011 版 . 北京：人民

军医出版社,2011:8.

2. 王卫平.儿科学.第 8 版.北京:人民卫生出版社,2013:7.

3. 周春美,邢爱红.基础护理技术.第 2 版.北京:科学出版社,2013:2.

4. 崔焱.儿科护理学.第 5 版.北京:人民卫生出版社,2013:11.

（张琳琪）

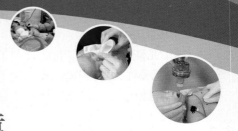

第十一章
心电、血压、血氧饱和度监测技术

一、概　　述

多功能心电监护仪可持续进行心率、心律、呼吸、血氧、体温监测,并可进行多种模式的血压测量等。可多通道显示完善的信息及回顾功能,便于观察和及时发现患儿身体细微的体征变化。所有的监护参数可设置报警上、下限,进行声光双重报警。

二、操 作 实 践

(一)评估

1. 年龄、病情、意识状态、合作程度等。
2. 胸部皮肤情况,有无粘贴电极片的禁忌。
3. 患儿基础血压,治疗用药情况及近期血压变化。
4. 患儿吸氧浓度,指(趾)端循环,皮肤完整性及肢体活动情况。

(二)操作前

1. 物品准备　多功能监护仪,心电、血压、经皮血氧饱和度等监测插件,连接导线,电极片,配套血压袖带,血氧饱和度传感器。
2. 环境准备　病室安静、清洁、明亮、无阳光直射。

(三)操作中

1. 连接心电监护仪电源,打开主机开关。
2. 粘贴电极　患儿平卧或半卧位,选择大小合适的电极片贴于胸腹部皮肤完整处,正电极(黑)位于左锁骨中线下,负电极(白)位于右锁骨下,接地电极(红)一般情况置于左下腹,特殊情况可放于任何位置。如有污垢先用清水擦拭干净后再贴(图11-1、图11-2)。
3. 连接心电导联线,协助患儿取舒适卧位,电极线妥善放置,避免压于患儿身下。
4. 设置机器模式:根据患儿年龄选择新生儿/儿童/成人模式。
5. 心率、心律、呼吸监测
(1)选择恰当导联,一般选择Ⅱ导联作为显示波形,调节波幅。

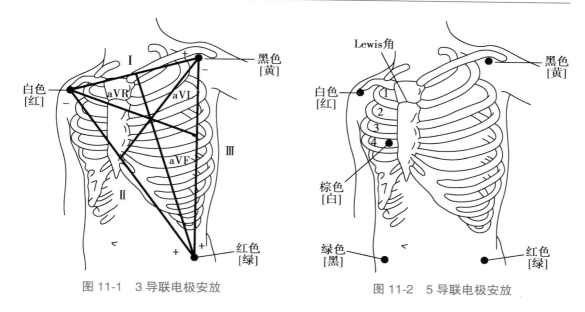

图 11-1　3 导联电极安放　　　　　　　图 11-2　5 导联电极安放

（2）根据年龄、病情、基础心率等设置心率和呼吸的报警范围。

（3）正确记录屏幕上显示的心率和呼吸数值。

（4）监测过程中应注意患儿有无异常心电波形，排除各种干扰和电极脱落，发现异常及时通知医师处理；带有起搏器的患儿要区别正常心律与起搏心律。

6. 血压监测

（1）根据医嘱设置血压测量的间隔时间。

（2）根据患儿年龄、病情、基础血压设置报警上下限。

（3）协助患儿取舒适卧位，露出手臂并伸直，排尽袖带内空气，将袖带缠至肘窝上 1~2 横指，松紧以放进一指为宜，按 START。

（4）测量完毕，正确记录屏幕上显示的血压数值。

7. 血氧饱和度监测

（1）选择合适的血氧饱和度接头或指套，正确安放于患儿手指、足趾处，接触良好，松紧度适宜。

（2）设置适当的报警范围，报警低限设置为 90%。

（3）正确记录屏幕上显示的血氧饱和度值。

（4）视患儿循环情况定期更换血氧饱和度接头或指套的位置，以免造成灼伤、压疮或血液循环受阻。

8. 报警应始终处于开启状态。

9. 报警处理　根据患儿情况可先按静音键，如 2 分钟后报警原因未解除，机器再次报警。复位报警前要先检查哪些参数正处于报警状态，一旦按"复位"，所有处于报警状态的参数均被复位。

10. 测量完毕，关闭监护仪。取下电极片，清洁患儿胸部皮肤，协助患儿整理衣服，取舒适卧位。

11. 整理用物，洗手。

（四）操作后

1. 整理用物。
2. 观察患儿情况。

三、注 意 事 项

1. 放置电极片时，避开伤口、瘢痕、中心静脉插管、起搏器及电除颤时电极板的放置部位，避开乳头乳晕位置。
2. 定期更换电极片及其粘贴位置，注意皮肤的清洁。
3. 心电监护不具有诊断意义，如需要详细了解心电图变化，须做常规导联心电图。
4. 正常值为各年龄段正常生命体征的 ±10%，否则为异常。
5. 血压袖带专人专用，做好袖带的更换、清洁和消毒。
6. 每次测量时应排尽袖带内空气，需要连续监测时，要定期放松袖带并更换位置。
7. 血压监测应在患儿平静时进行，偏瘫患儿选择健侧上臂测量。
8. 当血压测量数值异常时，应查看袖带是否过紧或过松，有无漏气，患儿体位是否移动，确认无误后重复测量或使用血压计复测血压。
9. 休克、体温过低、低血压或使用血管收缩药物、贫血、偏瘫、指甲过长、周围光线太强、电磁干扰及涂抹指甲油等都对血氧饱和度监测的结果有影响。
10. 血压测量和血氧饱和度测量不要在同一侧肢体上进行，以免影响监测结果。
11. 使用完毕后，导线应清洁，分类整理，放置在塑料袋内备用。
12. 做好仪器的防尘、清洁、消毒等。

四、相 关 知 识

各年龄段患儿呼吸、脉搏数值见表 10-1，各年龄段的平均血压见表 10-2。儿童血压的计算公式：收缩压（mmHg）=（年龄 ×2）+80；舒张压（mmHg）=2/3 收缩压。

参 考 文 献

1. 中华人民共和国卫生部中国人民解放军总后勤部卫生部.临床护理实践指南 2011 版.北京：人民军医出版社，2011：8.
2. 王卫平.儿科学.第 8 版.北京：人民卫生出版社，2013：7.

（张琳琪）

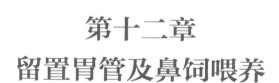

第十二章
留置胃管及鼻饲喂养

一、概　　述

留置胃管是指将导管经口或鼻腔插入胃中并固定。

鼻饲术是指从胃管内输注流质食物、水和药物,以维持患儿营养和治疗需要的技术,又称经口或鼻胃管喂养法,是一种既安全又经济的营养支持方法。

适应证:不能经口进食者如昏迷、口腔疾患、口腔手术后的患儿;不能张口的患儿如破伤风;早产儿及病情危重的患儿;拒绝进食的患儿。

禁忌证:食管胃底静脉曲张的患儿;食管癌和食管梗阻的患儿。

二、操 作 实 践

(一) 评估

1. **对患儿的评估**　由于婴幼儿年龄小,语言发育处于发展阶段,不能正确表达自己的感受,可通过家长了解患儿的身体状况,了解其有无插管经历;评估患儿年龄、病情、意识、营养、合作程度;评估患儿口鼻腔情况:口鼻腔黏膜有无肿胀、炎症、鼻中隔偏曲、鼻息肉及其他口鼻部疾病等。根据评估结果选择合适的胃管和鼻饲时机。

2. **对鼻饲通路的评估**　胃管粗细及长度合适,评估管饲通路、输注方式,有无误吸风险。

(二) 操作前护理

1. 核对医嘱及治疗信息,确保无误。

2. **患儿准备**　向患儿及家属解释鼻饲目的、注意事项,以取得配合。

3. **护士准备**　洗手、戴口罩。

4. **物品准备**　治疗盘、一次性胃管、0.9% 等渗氯化钠注射液、50ml 或 20ml 注射器、敷贴(或胶布)、棉签、纱布;无菌手套、治疗碗、弯盘、镊子、垫巾、压舌板、治疗巾;温水适量、鼻饲液(温度 38~40℃);盛污物容器,必要时备营养泵。

(三) 操作中护理

1. 备齐用物,携至患儿床旁。

2. 告知患儿及家长配合方法，协助患儿侧卧位或面向护士。将患儿床头摇高 30°~60°，可避免食物或药物反流，以防吸入气管内。

3. 下颌下垫巾，弯盘置口角旁，清洁鼻腔。

4. 插胃管

（1）戴无菌手套，检查胃管是否通畅，润滑胃管前端。

（2）测量胃管需插入长度并标记。

1）鼻胃管插入长度：患儿发际到剑突（图 12-1A），或鼻尖至耳垂 + 耳垂到剑突（图 12-1B）。

2）口胃管插入长度：口角至耳垂 + 耳垂到剑突。

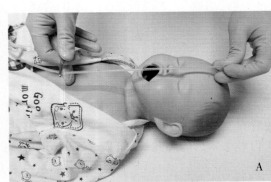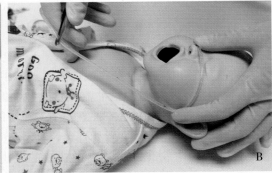

图 12-1　测量胃管长度

（3）插胃管：将胃管沿一侧鼻孔或口腔轻轻插入，插入到咽喉部时，清醒者指导吞咽配合动作，昏迷或不合作者将患儿头部托起（图 12-2），使下颌靠近胸骨柄，随后将胃管沿后壁滑行迅速插至预定长度。

插管动作轻稳，特别是在食管狭窄处（环状软骨、平气管分叉处，食管通过膈肌处）以免损伤食管黏膜；如患儿有恶心，稍停片刻再插，如盘在口腔内或误入气管，须拔出重插。

5. 证实胃管在胃内（图 12-3）

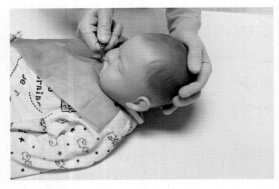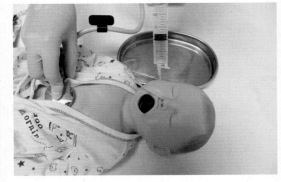

图 12-2　托起患儿头部　　　　　　图 12-3　确定胃管位置

（1）用注射器抽取有胃液抽出，并用 pH 试纸确证为酸性胃液（pH<5）。

（2）将胃管置于盛水的杯中，管中有无气体逸出，如有大量气体逸出表明误入气管。

（3）用注射器从胃管注入 10ml 空气,同时用听诊器能在胃部听到气过水声。

（4）X 线摄片确定胃管位置。

6. 固定胃管并标识

（1）使用敷贴或胶布固定导管于鼻翼部和面颊部(图 12-4)。

（2）将胃管末端反折并用纱布包好,妥善固定于大单,枕旁或患儿衣领处。

（3）标识导管名称、置管日期和时间

7. 鼻饲流质或药液。

8. 帮助患儿清洁口腔、鼻腔,整理床单位。病情允许,使患儿维持半卧位 20~30 分钟。

9. 拔胃管

（1）弯盘置于口角旁,铺治疗巾于下颌下。

（2）夹紧胃管末端,轻取下胶布

（3）轻稳地拔出胃管过咽喉处,快速拔出胃管并将其置弯盘处。

（4）擦净胶布痕迹,撤去治疗巾、弯盘等。

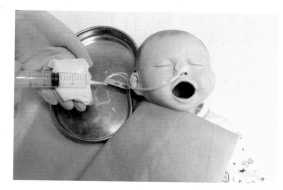

图 12-4　固定胃管后鼻饲

（四）操作后护理

1. 协助患儿清洁口腔、鼻腔,取舒适体位。

2. 整理用物,医疗废物按废弃物分类原则处理。

三、注 意 事 项

1. 插管动作轻柔,通过食管狭窄处时尤须注意,避免损伤食管黏膜。

2. 昏迷患儿因吞咽和咳嗽反射消失,不能合作,插管时需将头部后仰,当插至会厌部时,将患儿头部托起,使下颌靠近胸骨柄,以增大咽部的弧度。

3. 鼻饲流质或药液

（1）每次注食前均需先检查并确认胃管在胃内后方可注食。

（2）确定胃内是否有潴留,当胃内残留液超过鼻饲液量的 1/4 时,应报告医师酌情减量或暂停鼻饲。

（3）营养液要现配现用,粉剂应搅拌均匀,配制后的营养液放置在冰箱冷藏,24 小时内用完。

（4）试温,再抽取鼻饲液,并将空气排出,避免空气入胃,引起胀气。

（5）接妥胃管接口,缓慢灌入。根据患儿病情和医嘱选择合适的速度进行鼻饲,新生儿及小婴儿鼻饲时,不宜推注,应撤去针栓,将鼻饲液注入空针筒以自然力灌入胃内;鼻饲液温度 38~40℃,每次量 <250ml,间隔 >2 小时,或根据医嘱;药物、饮食应分开注入。

（6）特殊用药前后要用温开水冲洗胃管,药片或药丸经研碎,溶解后注入胃管。

（7）鼻饲完毕,再注入少量温水冲净鼻胃管内剩余鼻饲液。

4. 拔胃管时注意夹紧或反折胃管,避免胃管内液体反流入气道。

5. 观察插胃管和鼻饲后的不良反应。

6. 长期置管患儿,每天需行口腔护理,每周更换胃管 1 次。

四、相 关 知 识

(一)营养状况指标

1. 体重是最敏感的指标,在临床广泛应用。体重估计计算公式如下:

★ 1~6 个月体重估计:体重(kg)= 月龄 ×0.6+3(kg)或出生体重(g)+ 月龄 ×700(g)

★ 7~12 个月体重估计:体重(kg)= 月龄 ×0.5+3.6(kg)或 +(6000+ 月龄 ×250g)

★ 1 岁以上体重估计:年龄 ×2+7(kg)或 +6(农村)+8(城市)

2. 身长计算 身长的增长与营养因素有关。长期营养不当会影响身长的增长。身长是从头顶到足底的全身长度,婴幼儿应仰卧位测量。新生儿出生时身长平均为 50cm,1 岁时 75cm,2 岁时 85cm,2~12 岁计算公式为身高(cm)= 年龄(岁)×7+70。

3. 上臂围的增长 上臂围指沿肩峰与尺骨鹰嘴连线中点的水平绕上臂一周的长度,代表上臂骨骼、肌肉、皮下脂肪和皮肤的发育水平。在测量身高、体重不便的地区,测量上臂可普查 5 岁以下小儿的营养状况。评估标准:>13.5cm 为营养良好;12.5~13.5cm 为营养中等;<12.5cm 为营养不良。

(二)胃管选择

1. 胃管长度选择以身高定长度 胃管插入长度(cm)=6.7+[0.26× 身高(cm)],新生儿经鼻腔插入长度以 18~22cm 为宜,经口 15~17cm 为宜。

2. 选择胃管粗细要适合 可按年龄、生长发育差异选择合适的胃管。一般情况下,新生儿选择 6F 胃管,1 岁内选择 8F,1~2 岁选择 10F,4~7 岁选择 12F,8~11 岁选择 14F,12 岁以上可选 16~18F 胃管。

(三)关于确定胃管位置

1. X 线摄片定位 虽为最能确定胃管位置方法,但由于胃管留置期间需要频繁检测其位置,且多次摄片会导致放射线累积的危险及增加费用,应慎用。

2. JBI 指南推荐 确定机械通气鼻饲患者的胃管位置,采用二氧化碳比色卡确定胃管的位置,非机械通气鼻饲患者采用胃管压力测试法。

(四)留置胃管的体位

众多研究显示,喂养时患者的体位与胃食管反流及误吸的发生率有关。国外针对危重患者管饲喂养研究发现,床头抬高 >30° 的患者误吸率要低于床头抬高 <30° 者,且数据差异具有统计学意义。因此,指南建议抬高床头 30°~45°,但指南同时指出,当床头抬高 45° 时可能会增加危重患者皮肤受损的危险。

（五）鼻饲并发症

如误吸导致的相关性肺炎、胃肠道反应（腹泻、恶心、呕吐、腹胀）、导管相关并发症（鼻炎、鼻溃疡、导管闭塞、导管移位、导管滑脱、导管相关的消化道穿孔）、代谢异常（脱水、电解质紊乱）等。随着肠内营养的发展，在各种原因引起的极度营养不良患者中，鼻饲还会引起再喂养综合征（refeeding syndrome），此综合征会造成 25% 的患者死亡，相关原因中 21% 与肠内营养有关，13% 与口服有关。

参 考 文 献

1. 姜安丽 . 新编护理学基础 . 北京：人民卫生出版社，2008.

2. 李秀华 . 护士临床"三基"实践指南 . 北京：北京科学技术出版社，2010.

3. 崔焱 . 儿科护理学 . 第 5 版 . 北京：人民卫生出版社，2012.

4. JBI.Methods for determining the correct nasogastric tube placement after insertion in adults.Best Practice，2010，10（1）：1-4.

5. 林渭珍，曾志华 . 留置胃管患儿两种不同置管方法的效果观察 . 临床医学工程，2013，20（6）：731-732.

6. Metheny N，Clouse R，Chang Y，et al.Tracheobronchial aspiration of gastric contents in critically ill tube-fed patients：frequency，outcomes，and risk factors.Crit Care Med，2006，34（4）：1007-1015.

7. Bourgault AM，Ipe L，Weaver et al.Development of evidence-based guidelines and critical care nurses' knowledge of enteral feeding.Critical Care Nurse，2007，27（4）：17-29.

8. Sb L，Dm S.Effect of nasogastric tubes on incidence of aspiration.Arch Phys Med Rehabil，2008，89（4）：648-651.

9. Boateng AA，Sriram K，Meguid M.Refeeding syndrome：treatment consideration based on collective analysis of literature case reports.Nutrition，2010，26（2）：156-167.

10. 李晓寒，尚少梅 . 基础护理学 . 北京：人民卫生出版社，2005.

11. 雷家英，李亚农 . 实用儿科护理学 . 北京：中国协和医科大学出版社，2005.

12. 楼建华 . 儿科护理 . 北京：人民卫生出版社，2012.

13. 中华人民共和国卫生部 . 临床护理实践指南（2011 版）. 北京：人民军医出版社，2012.

（韦 琴）

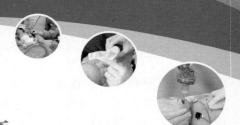

第十三章
洗胃护理技术

一、概　　述

1. **定义**　洗胃是将胃管由鼻腔或口腔插入胃内,先抽出毒物后再注入洗胃液,并将胃内容物排出,注入和吸入一定量的溶液,如此反复多次,以冲洗排除胃内容物。

2. **目的**

(1)清除毒物。

(2)清除胃内潴留物,减轻胃黏膜水肿,解除患儿痛苦。

3. **适应证**　新生儿洗胃用于羊水吸入患儿;婴幼儿、儿童用于经食管急性食物、药物、化学性中毒,也用于术前肠道准备、留取胃液标本、止血。

4. **禁忌证**　强酸、强碱及腐蚀性药物中毒时禁忌洗胃,以免引起胃损伤,甚至导致食管或胃穿孔、胃出血。胃癌、食管阻塞、胃底食管静脉曲张及消化性溃疡患儿应慎洗胃。

二、操 作 实 践

(一)评估

1. 评估患儿年龄、病情、意识状态、生命体征、合作程度;有无洗胃禁忌证等。

2. 分析口服摄入毒物的种类、剂量、时间,是否曾经呕吐及采取其他处理措施,询问既往有无胃部疾病史及心脏病史。

(二)操作前护理

1. **患儿准备**

(1)了解患儿神志、病情及鼻腔情况。

(2)评估患儿配合度,与患儿及家长沟通,解释洗胃的目的及注意事项,告知患儿及家长配合方法,取得配合。对不合作者做好保护性约束,必要时予以镇静。

2. **护士准备**　洗手、戴口罩。

3. **物品准备**　治疗车、一次性胃管、手套、镊子、液体石蜡、弯盘、治疗巾、纱布、胶布、20ml 或 50ml 注射器、听诊器、洗胃液、清水、污水桶、橡胶单、手电筒、棉签,必要时备开口器、舌钳、牙垫及标本容器。

4. 环境准备　整洁、安静、安全。

（三）操作中护理

1. 备齐用物携至床旁,核对患儿身份(床号、姓名)及治疗信息,确保无误。

2. 患儿平卧,头偏向一侧或取左侧卧位,下颌下垫治疗巾,弯盘放于方便取用处,助手固定患儿头部。

3. 插胃管并固定　测量应插入胃管长度并在胃管上标记,经口腔或鼻腔将胃管缓慢插入胃内,确认胃管在胃内,固定胃管(插胃管流程详见第十二章留置胃管及鼻饲护理)。

4. 先吸尽胃内容物,观察性质、颜色、量,必要时留取标本送检(图13-1)。

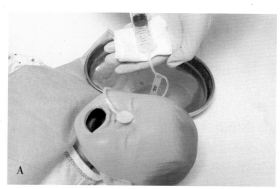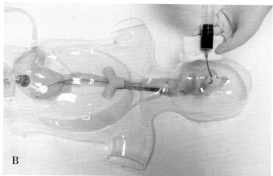

图 13-1　吸尽胃内容物

5. 洗胃

（1）使用注射器经胃管注入洗胃液,再抽出弃去。反复冲洗,直至洗出液澄清为止(图13-2)。

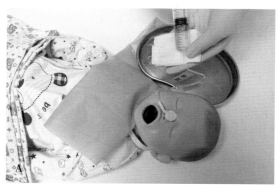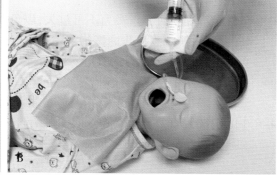

图 13-2　注射器洗胃

A. 注入洗胃液；B. 抽出液澄清

（2）洗胃液温度 37~38℃。根据患儿年龄调整每次注入洗胃液量,新生儿每次 5ml,幼儿每次 50~100ml。

6. 洗胃过程中注意观察患儿情况意识、面色、生命体征及抽出液的颜色、性质、量、气味,中毒症状缓解情况等。注意听取患儿不适主诉。

7. 遵医嘱拔管并记录,拔管时先将胃管反折或将其前端夹住后迅速拔出,以免误吸。

(四)操作后护理

1. **整理用物** 洗胃完毕,协助患儿清洁口腔、面部,取舒适体位。用物按消毒技术规范要求进行处理,洗手。

2. **观察患儿情况** 生命体征,神智,中毒症状有无缓解。注意听取患儿不适主诉。

3. **记录**

(1)患儿病情,所服毒物名称、量、服毒时间,给予的处理等。

(2)洗胃液名称、入量、洗出液和呕吐物的性状、量、气味。

(3)洗胃过程中患儿主诉、病情变化等,以及洗胃的效果。

三、注 意 事 项

1. 了解患儿中毒情况,如中毒时间、途径、毒物种类、性质、量,来院前做过何种处理。

2. 准确掌握洗胃适应证及禁忌证。呼吸心搏骤停者应先复苏再洗胃。

3. 洗胃前检查生命体征,如有呼吸道分泌物增多或缺氧,应先吸痰,再插胃管洗胃。插胃管时动作要轻、快,切勿损伤食管黏膜和误入气道。注意观察患儿面色、呼吸,若有呛咳,应立即停止插管。

4. 尽早开放静脉通路,遵医嘱给药。

5. 抽吸胃内容物时,吸力不可过大,以免损伤胃黏膜。

6. 洗胃过程随时观察患儿的面色、生命体征、意识状态,观察洗出液体性质、颜色及量,如有新鲜出血,应立即停止洗胃,并报告医师处理。注意观察灌入液与排出液是否相等,排出液的颜色、气味、性质,一旦排出液呈血性或患者感觉腹痛,血压下降,应立即停止洗胃,及时通知医师予以处理。

7. 抽吸胃内容物时,吸力不可过大,以免损伤胃黏膜。

8. 洗胃后注意患儿胃内毒物清除情况,中毒症状有无缓解。

9. 洗胃完毕,胃管宜保留一定时间,以利再次洗胃,尤其是有机磷中毒者,胃管应保留24小时以上,便于反复洗胃。

10. 对毒物性质不明者洗胃液可选用温开水或生理盐水,且应尽早进行,一般在服毒物4~6小时内洗胃有效。待毒物性质明确后,再使用拮抗剂。

11. 婴幼儿禁止使用洗胃机洗胃。

四、相 关 知 识

1. 预防中毒措施

(1)保证小儿的食物清洁和新鲜,防止食物在制作、储备、运输、出售等过程处理不当引起的细菌性食物中毒;腐败变质及过期的食品不能食用。

(2)教育小儿勿随便采集野生植物及野果食用,避免食用有毒植物如毒蘑菇、氰果仁

（苦杏仁、桃仁、李仁等）、白果仁等。

（3）口服药及农药，灭鼠、灭虫、灭蚊等剧毒物品应妥善保存，使用时应充分考虑小儿安全，放置于小儿不能触及之处；家长喂药前应仔细核对药物标签、剂量，阅读说明书，保证正确服药，对变质、标签不清的药物切勿服用。

2. 洗胃液选择 洗胃液量可根据患儿胃内容量调整，根据医嘱或患儿明确中毒物性质准备洗胃液，见表13-1。

表 13-1 常用洗胃溶液

毒物种类/诊断	常用溶液	禁忌药物
新生儿洗胃、一般术前肠道准备、留取标本	温开水、生理盐水	
酸性物	牛奶、蛋清水、镁乳	强酸药物
碱性物	5% 醋酸、白蜡、牛奶、蛋清水	强碱药物
氰化物	饮 3% 过氧化氢溶液后引吐，1∶（15 000~20 000）高锰酸钾溶液洗胃	
敌敌畏	2%~4% 碳酸氢钠溶液、1% 氯化钠溶液，1∶（15 000~20 000）高锰酸钾溶液	
乐果	2%~4% 碳酸氢钠	高锰酸钾
敌百虫	1% 盐水或清水、1∶（15 000~20 000）高锰酸钾溶液，温开水或生理盐水	碱性药物
灭害灵（DDT）	生理盐水洗胃，50% 硫酸镁导泻	油性药物
酚类	温开水、植物油洗胃至无酚味为止	
煤酚皂	洗胃后多次服用牛奶或蛋清水保护胃黏膜	液体石蜡
苯巴比妥（安眠药）	1∶（15 000~20 000）高锰酸钾溶液	硫酸镁
灭鼠药（抗凝血类）	1∶（15 000~20 000）高锰酸钾溶液，0.1% 硫酸铜溶液，温开水	鸡蛋、牛奶、脂肪及其他油类食物

3. 小儿平素体健，突然出现原因不明的腹痛、恶心、呕吐、青紫；皮肤潮红、多汗、狂躁、昏迷和惊厥等，应考虑急性中毒的可能。若家庭或儿童集体机构中数人同时多发，亦应考虑中毒。

4. 洗胃并发症 黏膜损伤、肺部感染、窒息、水中毒、胃穿孔。应严密观察病情，注意神志、生命体征、呕吐物的性质、量、有无腹痛、出血及水中毒的早期症状等。并注意保暖。

5. 若服用强酸、强碱及腐蚀性药物中毒者，洗胃可导致胃或食管穿孔，故应禁忌。可以改用中和方法，如吞服弱碱类如镁乳、氢氧化铝凝胶等（但避免使用碳酸氢钠，以免产气过多形成胃胀气甚至穿孔）；对于服强碱毒物者，可服弱酸类如食用醋、果汁等。牛奶、豆浆、蛋清等对胃黏膜有保护作用。

参 考 文 献

1. 李晓寒,尚少梅.基础护理学.第 5 版.北京:人民卫生出版社,2013.

2. 崔焱.儿科护理学.第 5 版.北京:人民卫生出版社,2012.

3. 雷家英,李亚农.实用儿科护理学.北京:中国协和医科大学出版社,2005.

4. 楼建华.儿科护理.北京:人民卫生出版社,2012.

5. 卫生部医政司.临床护理实践指南(2011 版).北京:人民军医出版社,2012.

6. 黄人健,李秀华.儿科护理学高级教程.北京:人民军医出版社,2011.

7. 彭刚艺,刘雪琴.临床护理技术规范(基础篇).第 2 版.广州:广东科技出版社,2013.

8. 江智霞,王万玲,张咏梅.护理技能实训与综合性设计性实验.北京:人民军医出版社,2010.

9. 赵祥文.儿科急诊医学.第 4 版.北京:人民卫生出版社,2015.

(韦 琴)

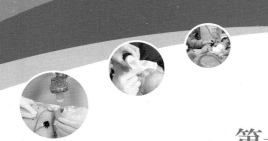

第十四章
氧气吸入术

一、概　述

氧气吸入术（oxygen inhalation）是常用的改善呼吸的技术之一。通过给氧，以提高动脉血氧分压（PaO_2）及动脉血氧饱和度（SaO_2），增加动脉血氧含量（CaO_2），从而预防和纠正各种原因造成的缺氧状态，促进组织的新陈代谢，维持机体生命活动的一种治疗方法。

1. 适应证

（1）肺活量减少，因呼吸系统疾病而影响肺活量者如哮喘、支气管肺炎或气胸等。

（2）心肺功能不全，使肺部充血导致呼吸困难者如心力衰竭等。

（3）各种中毒引起的呼吸困难，氧不能由毛细血管渗入组织而产生缺氧，如巴比妥类药物中毒、一氧化碳中毒等。

（4）昏迷患者如脑血管意外或颅脑损伤患儿。

（5）其他某些外科手术前后患者、大出血休克患者等。

2. 禁忌证　依赖动脉导管未闭的患儿。

二、操 作 实 践

1. 评估

（1）缺氧程度与给氧的标准：见表 14-1。

表 14-1　缺氧的程度与症状

程度	发绀	呼吸困难	神志	血气分析	
				动脉氧分压（PaO_2）/mmHg	动脉血氧饱和度（SaO_2）%
轻度	不明显	不明显	清楚	>50	>80
中度	明显	明显	正常或烦躁不安	30~50	60~80
重度	显著	严重、三凹征明显	昏迷或半昏迷	<30	<60

轻度缺氧:一般不需要给氧,如果患儿有呼吸困难可给予低流量的氧气(1~2L/min)。中度缺氧:需要给氧。重度缺氧:是给氧的绝对适应证。当患儿 PaO_2 低于 50mmHg,均应给氧。

(2)给氧方式及流量:

1)鼻氧管或鼻塞法:将鼻塞或鼻氧管放入一侧鼻前庭,1~2L/min,新生儿 0.5~1.5L/min。

2)头罩:适用于 0~6 个月患儿,根据患儿头部的大小选择不同的规格,氧流量 >5L/min,FiO_2 为 24%~80%,增加流量可增加 FiO_2。新生儿最低流量不得少于 6L/min,否则会引起 CO_2 的潴留。

3)简单面罩:氧流量为 4~12L/min,FiO_2 为 24%~80%;氧流量小于 5~6L/min,FiO_2 达 30%~45%;小于 7~8L/min 时 FiO_2 达 40%~60%。

4)Venturi 面罩:适用于严重呼吸衰竭(respiratory failure,RF)患儿,氧流量 4~6L/min 时,FiO_2 为 24%~28%;8~10L/min 时,FiO_2 为 35%~40%;10~12L/min 时,FiO_2 为 50% 左右。由于气流量大,面罩放置位置不需要很严格,不需要湿化,吸氧浓度稳定。

5)箱式吸氧:利用婴儿暖箱相对密闭的空间,输入纯氧或空氧混合后的氧气,使患儿吸入较低的氧气。主要应用于停氧前的过渡患儿、对氧依赖的患儿等。但暖箱吸氧氧浓度不稳定,增大流量可能对暖箱的温湿度造成影响,所以 WHO 不推荐其作为常规的新生儿吸氧方式,应用箱式吸氧时要严格监测氧浓度。

6)其他给氧方式:机械通气给氧、持续气道正压给氧、高压氧舱给氧、体外膜肺给氧可应用于相应病情的患儿。

2. **操作前护理**

(1)评估患儿的病情、意识、血气分析结果、缺氧程度、配合程度、鼻腔有无分泌物阻塞、有无鼻中隔偏曲等情况。

(2)物品准备:治疗车;治疗盘:内放一次性吸氧管或吸氧面罩(根据不同用氧方法可增加氧气枕、头罩)、灭菌注射用水或蒸馏水、液体石蜡、治疗碗、棉签、胶布、纱布块等;氧气装置一套(流量表、湿化瓶);手电筒;消毒手液。

(3)操作者洗净双手,戴口罩,再次查对医嘱及用物。

(4)备齐用物,并放于治疗车上,治疗碗、湿化瓶内分别注入适量的灭菌注射用水或蒸馏水,安装氧气装置(图 14-1、图 14-2)。

3. **操作中护理**

(1)鼻氧管给氧法:

1)确认患儿身份,使用核对腕带和反向提问两种方式确认患儿住院期间唯一的信息(例如姓名和住院号)。

2)安置舒适卧位,清除患儿鼻腔分泌物。

3)将湿化瓶和流量表安装在墙壁氧气装置上(图 14-3),连接鼻氧管,打开流量表,检查鼻氧管是否通畅,可采取以下方式:放入冷开水中看有无气泡(图 14-4A);将管口靠近眼睑或脸颊看有无气流(图 14-4B)。

4)按医嘱调节氧流量,插入鼻氧管,单侧插入一侧鼻孔,长度为鼻尖至耳垂的 1/3(图 14-5);双侧插入双侧鼻孔,深度 1cm,并将导管固定稳妥(图 14-6、图 14-7)。

(2)面罩给氧法:

1)开放式:将面罩放置在距离患儿口鼻 1~3cm 处,适用于小儿,无任何不适感。

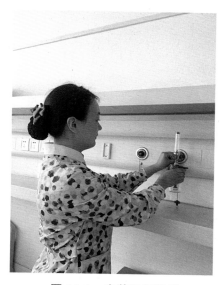

图 14-1　安装吸氧装置

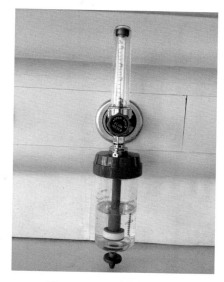

图 14-2　正确安装完毕

2）密闭式：将面罩紧密罩于患儿口鼻部并用松紧带固定（图 14-8）。本法适用于无二氧化碳潴留的患者。

（3）头罩给氧法：将患者头部置于头罩内，罩面上有多个孔，可以保持罩内一定的氧浓度、温度和湿度。

4. 操作后的护理

（1）再次核对氧流量及患儿身份，对家属进行用氧安全指导。

（2）整理用物，洗手，记录。

（3）评估用氧效果，给予氧疗期间护理。

（4）停氧：

1）评估患儿。

2）向患儿及家属解释，安置体位。

3）移去鼻氧管或面罩。

4）关闭氧气，更换用氧装置呈备用状态。

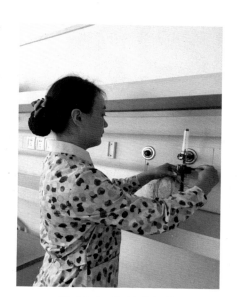

图 14-3　连接吸氧管

5）清除面部痕迹。

6）协助患儿取舒适体位，整理床单位。

7）评估用氧效果。

8）清理用物，洗手，记录。

三、吸氧的注意事项

1. 严格遵守操作规程，做到安全用氧，使用过程中做好"四防"：防震、防火、防热、防油。

2. 使用氧气时，应先调节好氧流量再与患儿连接。停氧时，先分离导管或面罩后，再关

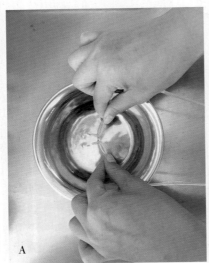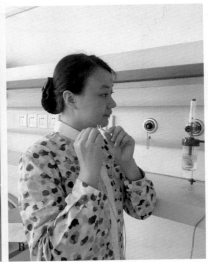

图 14-4　测试氧气

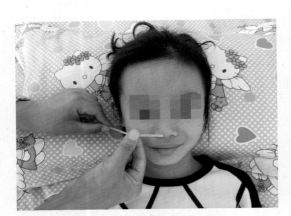

图 14-5　单侧鼻氧管测量

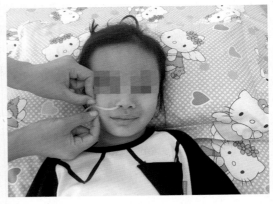

图 14-6　单侧鼻导管固定方法

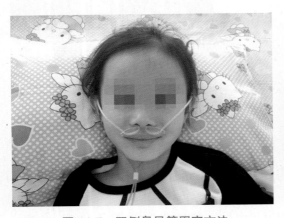

图 14-7　双侧鼻导管固定方法

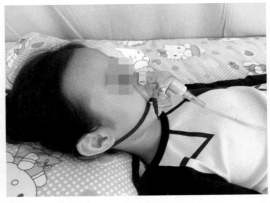

图 14-8　吸氧面罩固定方法

闭氧气开关。

3. 氧气筒要有标志注明"满"或"空",以便及时更换。

4. 给氧过程中应观察患儿缺氧状况有无改善,导管是否通畅。持续给氧患儿,每天定时更换导管1~2次,同时保持口鼻清洁。

5. 急性肺水肿患儿,湿化瓶内应加入20%~30%乙醇湿化,以降低肺泡内表面张力,改善通气,但每次吸入不宜超过20分钟。

6. 记录用氧及停用氧气时间。

四、相 关 知 识

1. **氧疗的基本原则** 是以最低的氧浓度使PaO_2和SaO_2回升到安全水平(即PaO_2达到8.00kPa及SaO_2 0.90以上),而又不引起不良反应。为此应根据需要给予不同方式供氧。选择给氧方式要考虑以下因素:需氧量大小,氧流量控制的程度,氧气的湿化、加温程度,患儿舒适情况。

2. **氧疗期间的护理**

(1)观察患儿鼻腔有无阻塞或黏膜红肿,清除鼻腔分泌物每天2次,多者应及时清除,必要时用水溶性润滑剂保护鼻黏膜,鼻部皮肤保护可贴"工"型人工皮。

(2)观察患儿用氧疗效及副作用。

(3)每天更换氧气湿化瓶、湿化液,湿化液不足及时添加。

(4)每班检查用氧设备是否有效、氧流量。

(5)新生儿箱内、头罩给氧者每班测量氧浓度,早产儿建议使用测氧仪测量氧浓度,控制浓度在25%~40%。

3. **给氧浓度** 根据缺氧程度,采用不同的氧浓度。

(1)高浓度氧疗:在急性呼吸衰竭(ARF)时,给FiO_2>50%,氧流量 >4L/min,但时间不宜过长,吸纯氧不超过6小时,吸80% O_2不超过12小时,吸60% O_2不超过24小时,使PaO_2维持在7.3~8.0kPa,SaO_2在85%~95%即可。

(2)低浓度持续氧疗:缺O_2伴CO_2潴留的呼吸衰竭(RF)患儿,一般采用低浓度持续吸氧,FiO_2>35%,流量 <4L/min,24小时内吸O_2可达5~18小时以上。吸FiO_2为24%~25%时,30分钟~2小时后复查PaO_2和PaO_2,如PaO_2仍处于中等以下低氧血症水平,PCO_2不超过0.67~1.33kPa,可将吸氧浓度提高到28%或30%,但不应 >35%。

4. **氧疗的监测**

(1)动脉血气监测:保持PaO_2在9.3~13.3kPa(新生儿保持在6.61~10.6kPa)。PaO_2可用动脉穿刺(桡动脉,新生儿还可用颞浅动脉)或插管法及动脉化毛细血管法采血测定,还可通过置于大动脉(肱动脉)的导管进行持续监测。

(2)吸入氧浓度监测:氧疗时应用氧分析仪监测FiO_2,吸入氧浓度常以百分数(%)表示而不能以流量(L/min)来表示。临床上应根据患儿的病情变化和PaO_2不断调整FiO_2,使其维持在一个适当的水平。

1)鼻导管、鼻塞方法公式如下:

吸氧浓度按下列公式计算:$FiO_2(\%)=21+4\times$ 给氧流速(L/min)。

2）面罩给氧时氧流量与氧浓度的关系：见表 14-2。

表 14-2　面罩给氧时氧流量与氧浓度的关系

给氧方法	氧流量（L/min）	吸氧浓度近似值（%）
开放式面罩	5~6	40
	6~7	50
	7~8	60
密闭式（加气囊）	6	60
	7	70
	8	80
	9	90
	10	99

（3）经皮氧分压（transeutaneous oxygen pressure，TePO$_2$）测定：应注意皮肤灌注良好时，TePO$_2$ 和 PaO$_2$ 相关性好，在循环不良时，两者相关性差，应取动脉血测 PaO$_2$ 与 TePO$_2$ 校对。

5. 并发症及预防

（1）长时间吸入高浓度氧可造成中毒致肺损害：临床上可出现呼吸困难、胸闷、咳嗽、咯血、呼吸窘迫。预防方法：尽量避免或缩短高浓度氧吸入时间（一般吸 100% 的纯氧不宜超过 6 小时，80% O$_2$ 不宜超过 12 小时，60% O$_2$ 不宜超过 24 小时）。

（2）早产儿视网膜病（retinopathy of prematurity，ROP）或晶状体后纤维增生症：多见于 <32 周龄早产儿，其发生主要与长时间的高 PaO$_2$（>10.6kPa）有关（早产儿 ROP 的高危因素有：早产低出生体重是公认的发生 ROP 的根本原因，主要是视网膜发育不成熟；基因差异及种族，研究显示，有的早产儿即便不吸氧也会发生 ROP，有些早产儿即使吸氧超过 1 个月也没有发生，可能与特殊基因有关；吸氧；贫血和输血）。轻者可完全恢复，重者可致盲。预防方法：口服维生素 E 有预防作用，但重要的是要定期监测 PaO$_2$，使之维持在 6.76~10.6kPa，有条件应用空氧混合仪。

（3）肺不张：氮气在肺泡中起支架作用，吸入高浓度氧后氮的比例减少，氧被吸收后，肺泡萎陷产生肺不张。

（4）吸入氧气的湿化和温化：不论何种方式输氧，氧气均需要湿化以防止气管黏膜损伤和分泌物干燥，有条件者可用有温控的湿化器。

参 考 文 献

1. 姜安丽 . 新编护理学基础 . 北京：人民卫生出版社，2006.
2. 沈南平 . 儿科护理技术 . 北京：人民卫生出版社，2011.
3. 张玉侠 . 实用新生儿护理学 . 北京：人民卫生出版社，2015.
4. 胡亚美 . 诸福棠实用儿科学 . 第 8 版 . 北京：人民卫生出版社，2015.
5. 中华人民共和国卫生部临床护理实践指南（Guidelines for Clinical Nursing Practice）. 北京：人民军医出版社，2011.

6. 李小寒,尚少梅.基础护理学.第 5 版.北京:人民军医出版社,2016.

7. 楼建华.儿科护理操作指南.上海:上海科学技术出版社,2012.

8. 崔焱.儿科护理学.第 5 版.北京:人民军医出版社,2012.

9. 胡嫦.儿科护理学.北京:中国医药科技出版社,2005.

10. 郑显兰,符州.新编儿科护理常规.北京:人民卫生出版社,2010.

（张　朋）

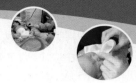

第十五章
经鼻、口腔吸痰

一、概　述

　　经鼻、口腔吸痰是指利用负压吸引原理,连接吸痰管经鼻、口腔将呼吸道的分泌物吸出,以保持呼吸道通畅,改善通气功能,预防吸入性肺炎、肺不张、窒息等并发症的一种方法。临床常用于各种原因引起的不能有效咳嗽与排痰者。小儿鼻腔相对短小,鼻道狭窄,喉部呈漏斗形,喉腔较窄,声门狭小,软骨柔软,气管、支气管较成人短且狭窄,黏膜柔嫩,血管丰富,感染时易出现黏膜肿胀和分泌物阻塞。吸痰时必须根据年龄和病情选择合适的吸痰管及负压值,操作时动作轻柔以免造成黏膜损伤。颅底骨折的患儿应避免从鼻腔吸痰,以免引起颅内感染。除抢救外,进食1小时内避免吸痰,防止误吸。

二、操作实践

　　1. 评估
　　(1)吸痰装置的选择:
　　1)中心吸引器是医院设置中心负压装置,负压管道连接到各病房床单位。使用时需安装墙壁式吸引装置,连接吸引器连接管及一次性吸痰管,开启开关,即可吸痰,十分便利(图15-1)。

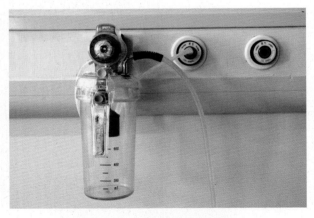

图 15-1　中心负压吸引装置

2）电动吸引器由马达、偏心轮、气体过滤器、负压表、安全瓶、储液瓶组成（图 15-2）。安全瓶和储液瓶可储液 1000ml，瓶塞上有两个玻璃管，并通过橡胶管相互连接。接通电源后马达带动偏心轮，从吸气孔吸出瓶内空气，并由排气孔排出，不断循环转动，使瓶内产生负压，使用时连接吸引器连接管及一次性吸痰管将痰液吸出。

（2）吸痰管的选择：

1）用于清除呼吸道分泌物，通畅呼吸。根据患儿年龄选用粗细、长短、质地适宜型号的吸痰管。

2）用于气道痰培养标本采集。根据患儿年龄选用型号适宜的一次性使用吸痰管（配痰液收集器）。

3）吸痰管型号选择：新生儿 6~8 号；婴幼儿 8~10 号；儿童 10~14 号（图 15-3）。

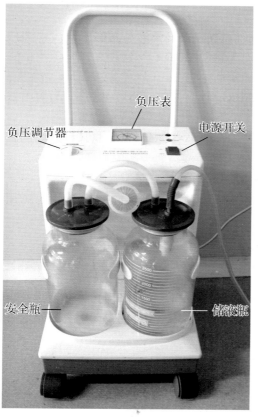

图 15-2　电动吸引器

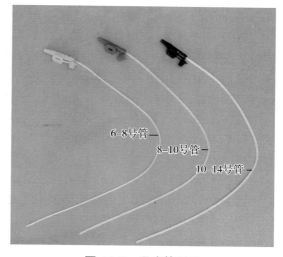

图 15-3　吸痰管型号

2. 操作前护理

（1）核对患儿信息，评估患儿意识状态、生命体征、吸氧情况、咳痰能力、痰液黏稠度、量、部位、心理状态及合作程度，询问患儿进食时间。

（2）向患儿家属解释操作的目的、方法、注意事项及配合要点。

（3）评估操作环境，光线充足、环境安静、温湿度适宜。

（4）操作者衣帽整洁，洗净双手，戴口罩。

（5）用物准备：

1）治疗车上层：治疗盘内备型号合适的一次性吸痰管、吸引器连接管、生理盐水 10ml 若干支、无菌手套、无菌纱布、治疗巾、弯盘、处置卡、听诊器、手电筒，必要时备压舌板、开口器。

2）治疗车下层：医疗垃圾桶、生活垃圾桶。

3）其他：电动吸引器或墙壁式吸引装置、洗手液、接线板。

3. 操作中护理

（1）再次核对患儿信息。

（2）吸引器连接管与负压吸引装置连接，接通电源，开启开关，检查吸引器性能。根据患儿的年龄调节负压，选择合适的一次性吸痰管。吸引器负压值的选择：新生儿负压为 8~13.3kPa；婴幼儿负压为 13.3~20kPa；儿童负压为 16.6~26.6kPa。

（3）患儿取舒适体位，头偏向操作者一侧。

（4）检查患儿口鼻腔情况，听诊呼吸音，确定肺部有无痰液及痰液分布部位。

（5）打开生理盐水备用。

（6）铺治疗巾。

（7）检查一次性吸痰管有效期及密封程度，撕开外包装，保留吸痰管外包装，与吸引器的连接管相连。

（8）戴手套，去除吸痰管外包装，用戴手套的手握住吸痰管，测量鼻尖与耳垂之间的距离，以确定吸引管插入气道内的长度，鼻、口腔吸痰插入的深度一般为鼻尖到耳垂的 2/3。

（9）将吸痰管前端浸入生理盐水中试吸，检查吸痰管是否通畅，润滑吸痰管前端。

（10）将吸痰管插入外鼻孔，向上用力直到吸痰管通过鼻中隔，然后向下插入咽后壁，用拇指压住吸痰管孔一边旋转一边回抽进行吸痰。

（11）同法在另一个鼻腔重复（9）、（10）步骤。

（12）最后吸引口腔，昏迷患儿可用压舌板或开口器帮助张口。

（13）每次吸痰后，应抽吸生理盐水冲洗吸痰管内痰液，以免阻塞。

（14）吸引完毕，脱去手套并包裹吸痰管放入医疗垃圾桶内，使用生理盐水冲洗连接管直到清洁。

4. 操作后护理

（1）关闭吸引器，用无菌纱布擦拭患儿口鼻部。

（2）洗手，听诊呼吸音。

（3）整理用物，安置患儿，给予舒适体位。

（4）洗手，摘口罩。

（5）记录。

三、注 意 事 项

1. 操作前

（1）检查电动吸引器性能是否良好，检查导管是否老化、裂缝，各连接部位是否牢固，连接是否正确。

（2）正确评估患儿情况,按需吸痰。患儿痰液黏稠时,吸痰前可配合雾化吸入或压缩喷雾后叩背、体位引流等来提高吸痰效果。

（3）根据患儿年龄选择粗细、长短、质地适宜的吸痰管。

（4）空腹状态下进行吸痰,进食 1 小时内避免吸痰,防止误吸。

（5）吸痰管到达适宜深度前避免负压,逐渐退出的过程中提供负压。

2. 操作中

（1）严格执行无菌技术操作,吸痰管应一次性使用。

（2）每次吸痰时间应小于 15 秒,以免造成缺氧,婴儿为 5 秒,年长儿 15 秒。

（3）吸痰动作轻稳,螺旋式向上提,防止固定一处吸引而损伤鼻腔黏膜。

（4）避免戴手套的手接触其他物品,保持手套清洁。

（5）在每次吸引过程中至少要停顿 30 秒,以便于患儿重新吸入氧气和恢复,不要反复无间断的抽吸。

（6）吸痰同时要观察患儿的通气功能是否改善,吸出物的性质、量及颜色。若患儿呼吸、面色、唇色有改变,应立即停止吸痰。

3. 操作后

（1）吸痰后产生的医疗垃圾和生活垃圾按废弃物分类处理。

（2）电动吸引器连续使用时间不宜过久,储液瓶、连接管每天更换一次,储液瓶内放少量基础消毒液,基础消毒液为含有效氯 500mg/L 的消毒液 500ml,使吸出液体不致黏附于瓶底,便于清洗消毒。储液瓶内液体达 2/3 满时,应及时倾倒,以免液体过多吸入马达内损坏仪器。

（3）吸痰后准确记录吸出痰液量、性质和呼吸音等情况。

四、相关知识

1. **提高吸痰效果的辅助方式**　患儿痰液黏稠,病情允许时,可配合雾化吸入、体位引流、叩背,提高吸痰效果。

（1）雾化吸入:雾化吸入宜于餐前 30 分钟或饭后 1 小时进行,以减少不良反应的发生,雾化过程中注意观察患儿咳嗽、咳痰及呼吸情况。

（2）体位引流:适用于痰量较多、呼吸功能尚好的支气管扩张、肺脓肿等患儿,可起到重要的治疗作用。体位引流禁忌证:心力衰竭、极度衰弱、意识不清等。

（3）叩背:根据患儿病变部位不同采取适当卧位,操作者将手固定成背隆掌空状,即手背隆起,手掌中空,手指弯曲,拇指紧靠示指,有节奏地从肺底自下向上、自外向内在胸背部适当力度的叩击,使痰液松动利于吸出。叩背时可在叩击部位垫薄毛巾以缓解患儿不适或疼痛感。叩背禁忌证:胸部外伤、肋骨骨折、气胸、胸腔出血或引流者。

2. 痰培养标本采集的方式——吸痰法

（1）采用一次性使用吸痰管(配痰液收集器)进行负压吸痰,适用于无力咳痰或不合作的婴幼儿,临床中经口腔、鼻腔、人工气道吸痰是获取婴幼儿痰液标本最常用方式之一(图15-4)。

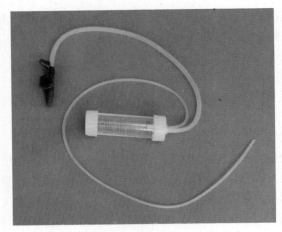

图 15-4　一次性使用吸痰管（配痰液收集器）

（2）采集标本的最佳时机应在静点或口服抗生素之前。

（3）采集痰标本后根据患儿的情况给予口腔护理。

3. 紧急情况吸痰的方式　紧急情况下，可选择用注射器吸痰或口对口吸痰。注射器吸痰是用 50~100ml 一次性注射器连接吸痰管进行呼吸道内的抽吸；口对口吸痰是操作者托起患儿下颌，捏住患儿鼻孔使其头后仰，口对口吸出呼吸道分泌物，解除呼吸道痰堵的症状。

参 考 文 献

1. 李小寒,尚少梅. 基础护理学. 第 5 版. 北京：人民卫生出版社,2012.

2. 李乐之,路潜. 外科护理学. 第 5 版. 北京：人民卫生出版社,2012.

3. 楼建华. 儿科护理操作指南. 上海：上海科学技术出版社,2006.

4. 龚清于. 温开水为试吸液在小儿口鼻腔吸痰治疗中的应用. 实用临床医学,2009,10（1）:1009-8194.

5. 中华人民共和国卫生部编写. 临床护理实践指南（2011 版）. 北京：人民军医出版社,2011:8.

6. 吴本清. 新生儿危重症监护诊疗与护理. 北京：人民卫生出版社,2009:7.

7. 唐晓燕,谢庆玲,甄宏,等. 规范化护理操作流程对婴幼儿社区获得性肺炎吸痰效果的影响. 中国临床新医学,2014,7（1）:67-69.

（崔　妮）

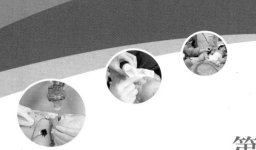

第十六章
雾化吸入疗法

一、概　　述

　　雾化吸入治疗是指应用特制的气溶胶发生装置将水分和药液形成气溶胶的液体微滴或固体微粒(直径 0.01~100μm),使空气湿化和药液吸入呼吸道,以达到湿润呼吸道黏膜、消炎祛痰、解痉平喘等治疗目的。雾化吸入直接作用于病变部位,局部病灶药物浓度高于静脉给药和口服给药,具有起效迅速、用药剂量小、不良反应少、使用方便等特点。小容量雾化吸入装置有喷射雾化器(图 16-1)和超声雾化器(图 16-2)。由于喷射雾化气溶胶颗粒大小更适宜雾化吸入,肺沉积更稳定且对雾化药物无影响,超声雾化近年来已逐渐被喷射雾化所取代。

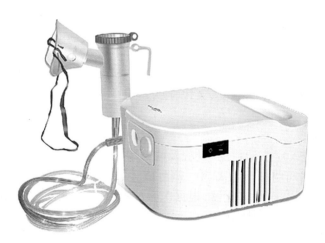

图 16-1　喷射雾化器

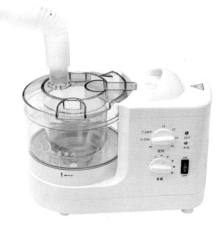

图 16-2　超声雾化器

二、操 作 实 践

1. 评估

(1) 雾化药液的选择:根据患儿疾病诊断及病情选择恰当药物。询问患儿既往用药史,有无不良反应及药物过敏情况。了解所用药物的作用、特性及可能出现的不良反应。对呼吸道刺激性较强的药物不宜做雾化吸入。碱性药液、高渗盐水及蒸馏水可引起气道高反应性而致支气管痉挛,应避免用于雾化吸入。油性制剂也不能以吸入方式给药,否则可引起脂质性肺炎。常用药物主要包括:①湿化祛痰药,如 α- 糜蛋白酶,稀释痰液促进排痰;②糖皮质激素,如普米克令舒,减轻呼吸道黏膜水肿及炎症症状;③支气管扩张剂,如硫酸特布他林雾化液(博利康尼)、沙丁胺醇,解除支气管痉挛。

(2)雾化器的选择:婴幼儿可选择面罩式喷头(图 16-3)。气管插管患儿常选用 SVN,将 SVN 安置于呼吸机的 Y 型管或管路的复式接头上,位于呼吸机与 Y 型管之间,雾化器的驱动力可用压缩空气或连续氧气气流。

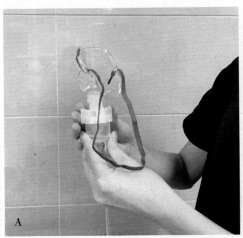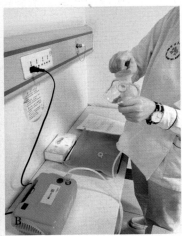

图 16-3　面罩式喷头

A. 面罩式喷头;B. 面罩式喷头

(3)患儿呼吸状况及自理能力评估:患儿年龄、呼吸道通气情况、意识状况、自理能力及合作程度等。了解患儿及家属的情绪状态、对治疗的态度、文化程度、对所用药物的认识及理解程度等。

2. 操作前护理

(1)患儿准备:患儿及家属了解雾化吸入疗法的目的、过程及注意事项并配合操作;患儿取坐位或半坐卧位,意识模糊、呼吸无力者可将床头抬高 30°、侧卧位。

(2)物品准备:治疗车、记录单、雾化机、一次性雾化器、根据医嘱配制药液、注射器、纸巾或小毛巾,按需备吸痰装置。

(3)环境准备:环境安全,空气流通,调节工作空间以便操作。

(4)操作者准备:洗净双手,着装整洁;核对医嘱及药液。

3. 操作中护理

(1)氧气雾化吸入:

1)携用物至患儿处,核对身份及药液,进行操作告知。

2)协助患儿取舒适体位。

3)连接氧气装置。

4)向雾化杯内注入药液,连接雾化器与氧气装置。

5)打开氧气开关,调节氧流量 6~10L/min。

6）将面罩罩住患儿口鼻,妥善固定。

7）指导患儿均匀深呼吸,采用口吸气、鼻呼气的方式。

8）雾化完毕,取下雾化面罩,关闭氧气开关。

9）擦净患儿面部及颈部,协助患儿漱口,必要时拍背排痰。

（2）空气压缩泵雾化吸入:

1）携用物至患儿处,核对身份及药液,进行操作告知。

2）协助患儿取舒适体位。

3）向雾化杯内注入药液。

4）安装面罩。

5）连接一次性雾化器与空气压缩泵。

6）将面罩罩住患儿口鼻,妥善固定。

7）打开电源开关。

8）雾化完毕,取下雾化面罩。

9）关闭电源开关。

10）擦净患儿面部及颈部,协助患儿漱口。必要时拍背排痰。

4. **操作后护理**

（1）再次核对患儿身份及医嘱信息。

（2）观察患儿呼吸状况、雾化反应及效果。

（3）整理用物,洗手,记录。

氧气雾化吸入及空气压缩泵雾化吸入操作流程见图 16-4、图 16-5。

三、注 意 事 项

1. **过敏反应**　在雾化吸入的过程中,患儿出现喘息或原有喘息加重,全身出现过敏性红斑并伴全身寒战,较少出现过敏性休克。

预防及处理:进行雾化吸入以前,询问患儿有无药物过敏史。患儿出现临床症状时应立即终止雾化吸入。观察生命体征,建立静脉通道,协助医师进行治疗,应用抗过敏药物。

2. **感染**　雾化器消毒不严格引起的感染主要是肺部感染,可出现高热、肺部听诊啰音。如为患儿自身免疫力下降引起的口腔感染,患儿自觉口腔疼痛,甚至拒绝进食。

预防及处理:雾化吸入前要清洁口腔,清除口腔内分泌物及食物残渣等。每次雾化治疗结束后,将雾化罐、口含嘴及管道用清水洗净。口含嘴专人专用。如采用氧气雾化治疗,雾化器应专人专用,每天更换。肺部感染可选择适当抗生素进行治疗。对免疫力低下的患儿雾化吸入时应注意诱发霉菌感染问题,雾化吸入期间应对口腔进行酸碱度测试,若 pH 值偏酸可用 2% 碳酸氢钠液漱口。

3. **呼吸困难**　雾化吸入过程中可能出现胸闷、呼吸困难、不能平卧、口唇及颜面发绀、表情痛苦,甚至烦躁、出汗等。

预防及处理:选择合适的雾化吸入器及雾化吸入时间,及时吸出湿化的痰液,以免阻塞呼吸道引起窒息。传统雾化吸入治疗即持续雾化吸入 10~20 分钟直至全部药液吸入完毕,有研究表明,间歇雾化（雾化吸入 3~5 分钟,间歇 5~10 分钟）吸入后血氧饱和度变化在正常

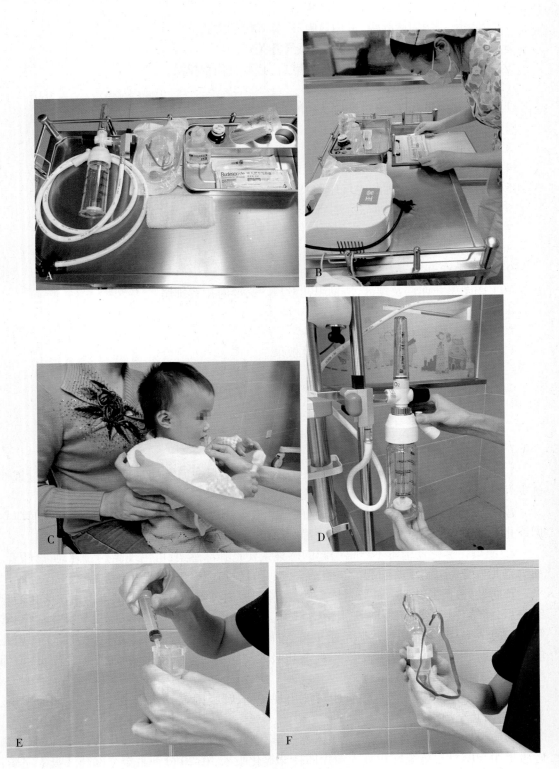

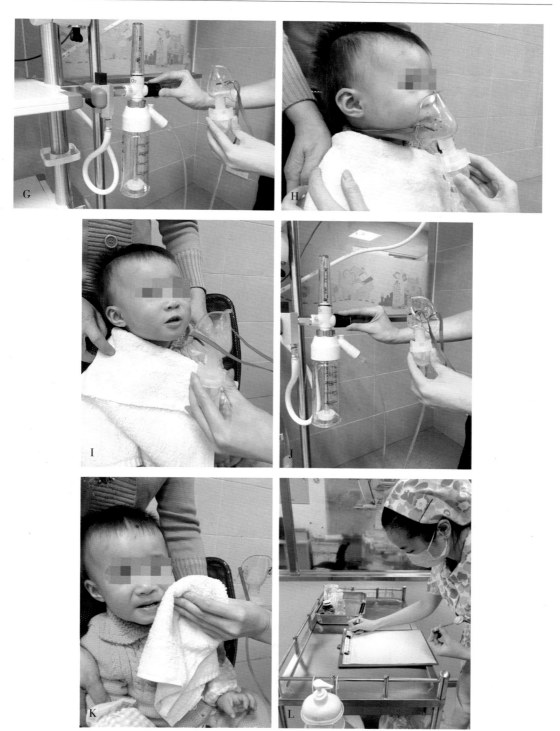

图 16-4　氧气雾化吸入操作图

A. 用物准备；B. 查对；C. 操作告知，患儿取舒适体位；D. 连接氧气装置；E. 向雾化杯内注入药液；F. 安装面罩；G. 连接雾化器与氧气装置，打开氧气开关，调节流量；H. 将面罩罩住患儿口鼻，妥善固定；I. 雾化完毕，取下雾化面罩；J. 关闭氧气开关；K. 擦拭患儿面部及颈部，协助漱口；L. 整理用物、洗手、记录

范围内,雾化吸入后有效排痰时间、喘憋缓解时间及不良反应发生情况优于传统雾化吸入。在天气寒冷的情况下,采用间断雾化吸入并控制雾化量,或采用37℃左右雾化液雾化,可减轻因冷空气而引起的不良反应。

4. **缺氧及二氧化碳潴留** 患儿可出现胸闷、气短,呼吸浅快、皮肤口唇发绀、心率增快、血压升高,血气分析显示氧分压下降,二氧化碳分压升高。

预防及处理:对于缺氧严重者必须使用超声雾化吸入时,雾化的同时应给予吸氧。由于婴幼儿的喉及气管组织尚未发育成熟,对其进行雾化时一般采取小雾化量开始(成年人的1/3~1/2),且以面罩吸入为宜,吸入1分钟待气道适应后再逐渐增加雾化量直至调节到所需

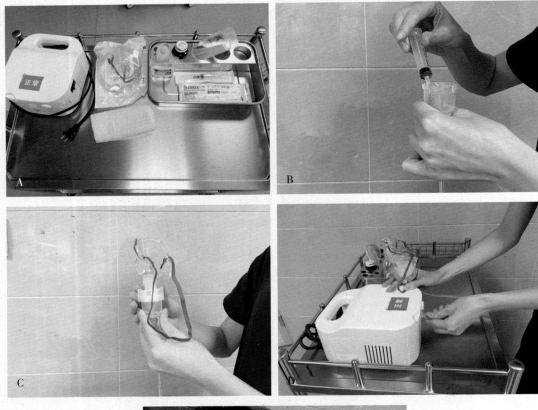

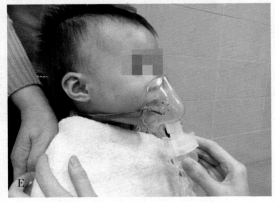

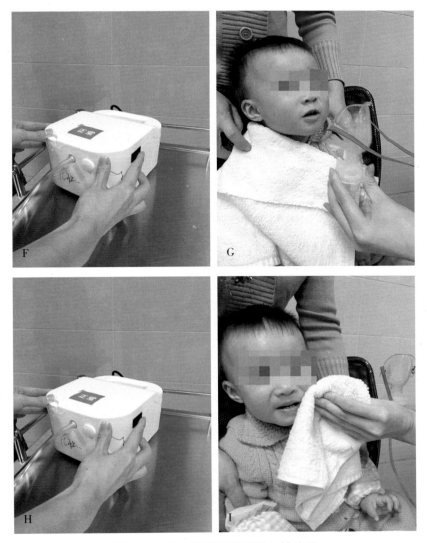

图 16-5　空气压缩泵雾化吸入操作图

A. 准备用物;B. 向雾化杯内注入药液;C. 安装面罩;D. 连接雾化器与空气压缩泵;E. 将面罩罩住患儿口鼻;F. 打开电源开关;G. 雾化完毕,取下雾化面罩;H. 关闭电源开关;I. 擦拭患儿面部及颈部,协助漱口

雾量。

5. **呃逆预防及处理**　雾化时可适当降低雾量;不宜饱食后雾化。发生呃逆时,可饮用适量温开水,注意保暖。

6. **哮喘发作或加重**雾化吸入过程中或吸入停止短时间内,患儿出现喘息或喘息加重,口唇及颜面发绀,双肺听诊哮鸣音。

预防及处理:发生哮喘时应立即停止雾化,予以半坐卧位和氧气吸入,严密观察病情变化。有痰液堵塞应立即清理,保持呼吸道通畅。经上述处理病情无法缓解、缺氧严重者应予以气管插管、人工通气等。对于哮喘持续状态的患儿,一般氧气流量 1~5L/min 即可,雾化时间 5 分钟为宜。

四、相 关 知 识

1. **雾化吸入疗法的适应证和禁忌证**　适应证包括：①气管内插管或气管切开术后。目的是湿化气道,加入适当的抗生素预防或控制肺部感染。②上呼吸道急性炎症。③肺气肿、肺心病合并感染痰液黏稠、排痰困难或有支气管痉挛、呼吸困难者支气管扩张症感染、肺脓肿等痰液黏稠不易咳出者。④支气管哮喘急性发作。禁忌证包括：①急性肺水肿;②支气管哮喘。不提倡采用超声雾化,因颗粒过小,较多雾点进入肺泡,过饱和的雾液可引起支气管痉挛而使哮喘症状加重。

2. **吸入时间及频次**　雾化吸入时间：最好选择饭前进行,以防吸入药物引起恶心、呕吐。根据病情需要选择治疗次数,每天 2 次或 3 次。肺部感染者可根据痰液的黏稠度和痰液性质变化选择吸入次数或吸入时间。若为哮喘急性发作,可随时吸入治疗,吸入时间一般不超过 20 分钟。长时间雾化吸入可加重支气管管腔水肿,使通气功能更差,导致心肌缺血缺氧,严重者可致心力衰竭。

3. **氧气流量**　氧气雾化吸入时患儿一般采用 5~8L/min,以免氧流量过大损伤呼吸道。对于适应良好的患儿,以浓雾为佳。对于严重缺氧伴二氧化碳潴留或由于心理不适应产生憋气者,起始浓度不宜过大,以 5~6L/min 为宜,每次吸入时间 5~10 分钟,待患儿适应后再调整氧流量。

4. **喷射雾化和超声雾化的特点比较**　见表 16-1。

表 16-1　喷射雾化和超声雾化的特点比较

内容	喷射雾化	超声雾化
动力	压缩空气或氧气	电源
原理	Venturi 效应	超声波的震动
每次雾化量	4~6ml	根据不同雾化器和治疗要求而定
气溶胶直径	一般 2~4μm,与气源流量有关	每个仪器相对不变,范围 3.7~10.5μm
气雾量	小,耗液 0.5ml/min	较大,耗液 1~2ml/min
气雾温度	持续雾化时,因蒸发而温度下降	持续雾化时,温度不变或升高
空腔容积	约 2ml	0.5~1ml
雾粒在肺内沉降	10% 左右	2%~12%
对雾化药物的影响	几乎无	可能有

5. **常用雾化吸入药物的配伍**　配伍表 16-2 能够简便、快速地为医务人员提供常用药物配伍相容性的参考,包括糖皮质激素、抗感染药物和其他药物。《Trissel 混合组分的稳定性》和 Trissel 的两个临床药剂学数据库提供了有关多种雾化吸入药物的全面数据,包括各种药物在同一雾化器中配伍使用的相容性和稳定性数据。

表 16-2　常用雾化吸入药物的配伍

药物	沙丁胺醇	肾上腺素	异丙肾上腺素	布地奈德	色甘酸	异丙托溴铵	乙酰半胱氨酸	盐酸氨溴索	α-糜蛋白酶	沙丁胺醇+异丙托溴铵复方制剂
沙丁胺醇		N1	N1	C	C	C	C	R	N1	
肾上腺素	N1		N1	N1	C	N1	N1	N1	N1	X
异丙肾上腺素	N1	N1		N1	C	N1	N1	N1	N1	X
布地奈德	C	N1	N1		C	C	C	N1	N1	X
色甘酸	C	C	C	C		C	C	R		X
异丙托溴铵	C	N1	C	C	C		C	N1	N1	
乙酰半胱氨酸	N1	N1	N1	C	C	C		N1	N1	X
盐酸氨溴索	R	N1	N1	N1	R	N1	N1		N1	X
a-糜蛋白酶	N1	N1	N1	N1	N1	N1	N1	N1		X
沙丁胺醇+异丙托溴铵复方制剂	X	X	X	X			X	X	X	

注:异丙托溴铵和沙丁胺醇有用于雾化吸入的复方溶液,其药品说明书中指出,不要将本品与其他任何药品混在同一雾化器中使用。盐酸氨溴索产品说明书未推荐雾化吸入使用,临床中常用但目前尚无配伍的药理学研究及明确的疗效证据。字母 C 表示临床研究中有证据证实此配伍的稳定性和相容性,但需注意尽量即刻使用;字母 R 表示没有足够证据评价相容性;字母 X 表示有证据证实或提示这种配伍不相容或不合适;字母 N1 表示没有足够证据评价相容性,除非将来获得进一步的证据,否则应避免此配伍

参 考 文 献

1. 李秋平 . 小儿雾化吸入的研究进展 . 上海护理,2008,8(6):69-72.

2. 解秀玲 . 氧气驱动雾化吸入研究进展 . 护理研究,2007,21(10):2643-2645.

3. 成人慢性气道疾病雾化吸入治疗专家组 . 成人慢性气道疾病雾化吸入治疗专家共识 . 中国呼吸与危重监护杂志,2012,11(2):105-110.

4. Burchett DK,Darko W,Zahra J,et al.Mixing and compatibility guide for commonly used aerosolized medications.Am J Health Pharm,2010,67(1):227-230.

(彭文涛)

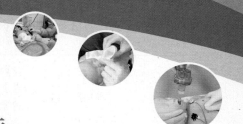

第十七章
物 理 降 温

一、概　述

发热是小儿最常见的临床症状之一。发热时机体代谢和能量代谢明显增强,导致内脏器官的功能失调。及时采取有效的降温措施,对小儿疾病的转归有十分重要的意义。世界卫生组织建议,发热应首选物理方法降温,如冷敷法、擦浴法、浸浴法等。

二、操 作 实 践

1. 评估

（1）物理降温方法的选择:新生儿体表面积较大、活动少,皮下脂肪较薄加上体温调节中枢发育不完善,因此 0~3 个月小儿应采用头部冷敷、开包散热法。婴幼儿可以进行头部冷敷、温水擦浴效果较好。

（2）物理降温的方式:物理降温是目前临床最简便而又安全的降温方法,通过扩张皮肤血管,促进皮肤散热来达到降低机体温度的目的。婴幼儿物理降温主要有冷敷法和擦浴法两种。擦浴法中可分为温水擦浴和酒精擦浴。

2. 操作前护理

（1）了解患儿病情,评估患儿体温、年龄、配合程度、体重、意识状态。

（2）物品准备:治疗车、32~34℃温开水 300ml、治疗碗内盛 32℃左右 30%~50% 乙醇 300ml、小毛巾 2 块、大毛巾 1 块、冰袋、备衣裤一套,必要时可备屏风。

（3）按医嘱给予患儿物理降温,执行查对制定。

（4）操作者洗净双手,戴口罩,仔细查对医嘱及用物。

（5）备齐用物,并放于治疗车上,推治疗车至患儿床旁。

3. 操作中护理

（1）冷敷法:

1）将治疗车推至患儿床旁,再次进行查对。

2）进行环境准备,关闭门窗,保证室内温度适宜（25~28℃）,为患儿进行遮挡。

3）将小毛巾包裹冰袋放置于患儿前额、头顶、下颌下、腋下、腹股沟等处（图 17-1）。

4）30 分钟后评估冷敷法降温效果。

（2）温水擦浴法：

1）将治疗车推至患儿床旁，再次进行查对。

2）进行环境准备，关闭门窗，保证室内温度适宜（25~28℃），为患儿进行遮挡。

3）将干净小毛巾放入 32~34℃温水中浸湿。

4）脱去近侧衣袖，大浴巾垫于擦拭部位下，按顺序拍拭先至颈外侧→上臂外侧→前臂外侧→手背，更换小毛巾再从腋窝→上臂内侧→肘窝→前臂内侧→手心，重点擦洗前额、腘窝、腋窝、腹股沟及四肢，整个擦浴时间10~15 分钟。

5）擦拭完毕用大浴巾擦干皮肤，帮助患儿整理床单位。

（3）酒精擦浴法：

1）将治疗车推至患儿床旁，再次进行查对。

2）进行环境准备，关闭门窗，保证室内温度适宜，为小儿进行遮挡。

3）将干净小毛巾放入 32℃左右 30%~50% 酒精浸湿。

4）脱去近侧衣袖，大浴巾垫于擦拭部位下，按顺序拍拭先至颈外侧→上臂外侧→前臂外侧→手背，更换小毛巾再从腋窝→上臂内侧→肘窝→前臂内侧→手心，重点擦洗前额、腘窝、腋窝、腹股沟及四肢，整个擦浴时间 10~15 分钟（图 17-2）。

5）擦拭完毕用大浴巾擦干皮肤，帮助患儿整理床单位。

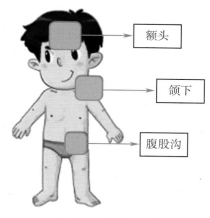

图 17-1 冷敷法部位

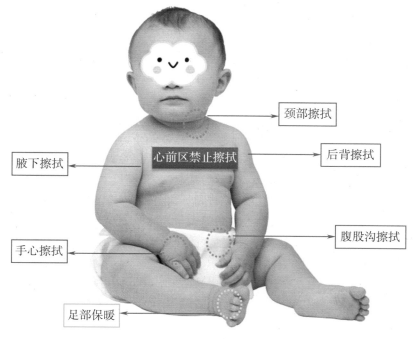

图 17-2 擦拭部位

4. 操作后护理
（1）操作完毕后再次与医嘱核对。
（2）观察患儿物理降温疗效。
（3）整理用物。

三、注意事项

1. 冷敷部位的选择
（1）尽量选择腘窝、腹股沟、腋窝大血管流通处降温。
（2）禁止冷敷前胸、腹部和后颈部位，因为其对冷热刺激较敏感，可引起心跳减慢、腹泻等不良反应，不宜擦拭。
2. 冰袋质量的观察　随时检查冰袋、冰囊、化学制冷袋有无破损漏水现象，布套潮湿后应当立即更换，冰融化后应当立即更换。
3. 皮肤的观察　严密观察患儿皮肤状况，严格交接班制度，如患儿发生局部皮肤苍白、青紫或有麻木感时，应立即停止使用，防止冻伤发生。
4. 空气流通　应该注意保持室内的空气流通，更有利于病情的好转。一般情况下可以维持室内气温为 25℃最为适宜

四、相关知识

1. 婴幼儿发热的定义　0~3 个月婴儿的正常直肠温度为（37.5 ± 0.3）℃，大龄儿童正常直肠温度为 37.5℃。目前临床工作中大多将直肠温度 >38℃定义为发热。高热临界值大多设定为 39℃或 39.5℃，有的甚至采用 40℃。
2. 发热机制及时相　根据体温调定点理论，发热指在致热原的作用下，体温调节中枢的调定点上移，引起的调节性体温升高。发热有三个时相：体温上升期、高热持续期、体温下降期。各时相产热及散热关系分别为：产热 > 散热，产热 = 散热，产热 < 散热。
3. 冷敷法相关研究　发热可致颅内压增高，因此，患儿头部的降温尤为重要。张彩云将冰块棱角用水冲去，冰袋放置于患儿前额、头顶、下颌下、腋下、腹股沟等处，30 分钟后即见明显降温效果。张秀云自制了冰点下降的乙醇冰袋效果良好。刁莲英等通过对不同浓度的盐水冰袋进行降温发现，10% 的盐水冰袋在室温环境下持续 3 小时，其温度仍在 -5℃。乙醇和盐水冰袋可始终保持雪融状，低温持续时间长，与体表接触充分，易于固定，降温效果优于传统的清水冰袋。但不能适应急诊短时间的大量需求。研究发现，降温贴可持续降温，缓解高热患儿不适症状，能够改善患儿的睡眠情况，缓解患儿家长的焦虑情绪，使用方便，受到越来越多临床医师及患儿家长的青睐。
4. 擦浴法相关研究　温水擦浴具有以下优点：无禁忌证，在家庭降温的同时可清洁皮肤，消除汗液，有舒适感。但也有学者认为，擦浴降温后易引起寒战反应，原因是擦浴与生理的发热调节机制相违背，不能使调定点下移。
对于皮肤娇嫩的新生儿，酒精擦浴容易导致新生儿皮肤损害、过敏及其他并发症，在对手足口病高热的患儿采用酒精擦浴时，还存在酒精刺激患儿皮疹或疱疹，有疼痛不适的弊端。

参 考 文 献

1. 程涵蓉,文飞球,温爱惠.上呼吸道感染高热患儿不同物理降温方法的疗效观察.护理学报,2011, 18(2):43-45.

2. 杨文娟.发热患儿物理降温的研究进展.国际护理学杂志,2012,31(11):1977-1978.

3. 张彩云.幼儿高热采用不同物理降温法效果比较.护理研究,2003,17(5):280-281.

4. 张秀云,李建强.自制乙醇冰袋、冰枕物理降温效果观察.山东医药,2010,50(30):45.

5. 刁莲英,商桂珍,孙军,等.盐水冰袋降温的实验研究.护理学杂志,2000,15(8):488-489.

6. 蔡榕,郭岚峰,江蕙,等.降温贴对夜间急诊高热患儿的疗效研究.现代医学,2010,38(5):563-564.

7. 杨丽梅,乔蕾.高热患儿药物与温水擦浴降温的比较.郑州大学学报(医学版),2002,37(3):400-401.

8. 瞿青云,杨燕玲,范永康.温水擦浴降温效果评价.护士进修杂志,1999,4(9):6.

9. 洪利芬,吴育平,李芳芹.手足口病高热患儿采用不同降温方法疗效比较.实用医学杂志,2011,27(5):896-897.

（张大华）

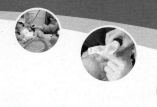

第十八章
口 服 给 药

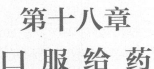

一、概　述

口服药物是通过口服后,药物被胃肠道黏膜吸收入血液循环,达到预防或治疗疾病的作用。满足患儿治疗或预防接种的需要,解除疾病所致的疼痛及不适。禁忌证为不能进食者或胃肠疾病正在禁食者。患儿正处于生长发育阶段,肝、肾功能不成熟,对药物的毒性作用、不良反应较敏感,故小儿用药须慎重、准确、针对性强,做到合理用药。此外,还须结合小儿年龄、病情等特点,有针对性地调整给药方式。

二、操 作 实 践

1. 评估

(1)口服药剂型的选择:新生儿和婴幼儿由于年龄尚小,不宜吞服片剂、较大药丸、胶囊等大体积药物,否则容易引起窒息。可服用的剂型有溶液剂、颗粒剂、糖浆剂、混悬剂、泡腾片、散剂、滴剂等液体制剂或溶解于液体中服用的制剂。当需要服用某些片剂时,可以碾磨成粉末后,加入温开水中服用。但需要注意,有些药片不能压碎或溶解,例如具有肠溶性包衣或缓释的片剂,此类药物不适合新生儿及较小婴幼儿服用。

(2)服用容器的选择:新生儿和婴儿的口服药物剂量小于 5ml,可将液体状药物或溶解成悬浮液的药物放入奶嘴中让患儿吸吮,必要时可修剪奶嘴出水孔,使之变大易于药物通过。新生儿和婴儿的口服药物量大于 5ml 时,建议可将药物溶解后放入奶瓶中喂药。幼儿可以用小勺子、注射器、小杯子或专门喂药器进行喂药。

2. 操作前护理

(1)了解患儿病情,评估患儿有无过敏史,评估吞咽功能状况,评估患儿服药的配合程度、体重、意识状态。

(2)物品准备治疗车、药盘、药卡、药品、药杯、小匙、滴管、小水壶、温开水、糖浆、小饭巾、研钵、搅棒。

(3)按医嘱给药,执行查对制定,剂量应做到准确无误。

(4)操作者洗净双手,戴口罩,再次查对医嘱及药物。

(5)备齐用物,并放于治疗车上,不能吞咽或不能合作者,应将药片放于研钵内捣成粉状,倒入药杯内,并放入少许温水,用搅棒拌匀。

3. **操作中护理**

（1）奶嘴喂药法（图18-1）：

1）将药车推至患儿床旁，再次进行查对。

2）将药物放在奶嘴中，将奶嘴轻触婴儿嘴部，婴儿吮着奶嘴，将奶嘴向上，药液充满奶嘴内。药液吸吮完毕后，奶嘴内放入少量温开水，让婴儿吸吮完毕，起到冲洗口腔作用。

（2）奶瓶喂药法（图18-2）：

1）将治疗车推至患儿床旁，再次进行查对。

2）将药物放在奶瓶中，将水与药物充分摇匀，将奶嘴放入婴儿嘴中，将奶瓶底部向上，药液充满奶嘴内。吸吮完毕后，奶瓶内放入少量温开水，让婴儿吸吮完毕，起到冲洗口腔作用。

（3）单人喂药法：

1）喂药时，将患儿抱起，患儿半卧位于操作者怀中。

2）用小饭巾围于患儿颈部，用小匙盛药，轻捏其双颊，从患儿嘴角处徐徐喂入。药液完毕后，给予少量温开水喂服。

（4）双人喂药法：

1）不配合服药的患儿，可采用双人喂药

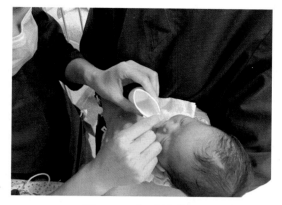

图 18-1　奶嘴给药法

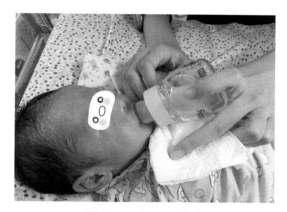

图 18-2　奶瓶给药法

法。小儿半卧位，一人固定小儿头部，面朝上，另一人双手捏住小儿脸颊部，让唇部凸起，另一手持药杯，放在近侧嘴角处，缓慢倒入。喂药完毕后，给予少量温开水喂服。患儿不吞咽时，可将匙留在口中压住舌尖片刻，以防患儿吐出药物，等咽下后再将小匙取出，然后喂少许温开水。

2）小婴儿喂药完毕后，将小儿放在大腿上，用手固定其头部，用另一手轻轻拍拍背部，也可以将婴儿抱起，让其伏在喂药者的肩膀上，用手轻轻地拍打背部，以减少吐药。

4. **操作后护理**

（1）喂药完毕再次查对药物服用正确。

（2）观察患儿服药后的反应。

（3）整理用物。

（4）执行者签名。

三、注意事项

1. **呛咳、误吸**

（1）不配合服药的患儿，在服药的过程中，注意缓慢喂药。对于不能服用片剂等幼儿，可研碎服用(注意缓释片不可研碎,与医师沟通选用普通片剂)。呛咳时暂停喂药,并轻轻叩击背部。如有分泌物及时清理,防止分泌物误吸,引起吸入性肺炎。

(2)如发生肺炎,应根据病情选择合适的抗生素,积极进行抗感染治疗,并结合相应的临床表现采取对症处理。

2. **呕吐** 新生儿胃排空常较慢,胃部呈水平位,易发生呕吐。药物口味苦,或有异味,或服用过快等均可引起患儿胃部不适、呕吐。若遇患儿将药物吐出,注意及时清理呕吐物,防止窒息。并通知医师,根据呕吐的时间,呕吐物的性质、量等情况,判断服用药物是否吐出,以判断是否需要补服药物。通常在1小时以内大量呕吐,则再补服同剂量。若超过1小时后呕吐,一般无须补服。

3. **剂量准确性**

(1)根据体重计算口服药量时,由于新生儿体重变化幅度较大,需要频繁甚至每天监测体重变化,以便给予合适药量。

(2)尽量选用有儿童专用剂型的药物,以免给药儿童剂量时不精准。若无儿童专用剂型,按照儿童用量进行药物切割,避免药物剂量不足或过量。

(3)液体类型药物可通过量杯或滴管测量药量。使用量杯读取剂量时,视线应与液面最凹陷处保持水平。

四、相 关 知 识

1. **口服剂量计算和准确度**

(1)**按体重计算**:是最基本的计算法,多数药物已给出每千克体重、每天或每次需要量。按体重计算总量方便易行,故在临床广泛应用。计算公式如下:

★ 婴儿6个月前的体重:估计月龄 ×0.6+3(kg)或出生体重(g)+ 月龄 ×700(g)

★ 7~12个月体重:估计月龄 ×0.5+3.6(kg)或 +(6000+ 月龄 ×250g)

★ 1岁以上体重:估计年龄 ×2+7(kg)或农村 +6(农村)+8(城市)

★ 儿童剂量(每天或每次)= 成人剂量 /60× 儿童估计体重(kg)

★ 儿童剂量每天(次)= 儿童药量(kg/ 次或天)× 儿童估计体重(kg)

患儿体重应按实际所测记录,使药物剂量更加准确。若计算结果超出成人日(次)剂量时,则以成人量为最高限给药。

(2)**按体表面积计算**:近年来推荐的药物剂量按小儿体表面积计算。按体表面积计算药物剂量较其他方法更为准确,适应各年龄段小儿。但计算过程相对复杂。首先要推算出小儿的体表面积,计算公式如下:

★ ≤30kg 小儿体表面积(m^2)= 体重(kg)×0.035(m^2/kg)+0.1(m^2)

★ >30kg 小儿体表面积(m^2)=[体重(kg)−30]×0.02(m^2/kg)+1.05(m^2)

小儿用量 = 成人剂量 × 小儿体重(kg)/50

(3)**按年龄计算**:临床所规定的药物剂量一般是指成人的平均剂量。儿童用药时,可根据小儿年龄折算,计算公式如下:

★ 1岁以内小儿用量 =0.01×(月龄 +3)× 成人剂量

★ 1岁以上小儿用药量 =0.05×(月龄 +2)× 成人剂量

2. **给药时间与饮食**

（1）新生儿、婴幼儿肝酶系统发育不成熟，药物代谢能力较差，因此，应该严格按照医嘱剂量和时间间隔给药，给药时间宜控制在规定时间的前后 3 分钟之内，以免药物过量，引起毒副作用。

（2）护士应根据医嘱及产品说明书掌握不同口服药物的给药时间，即空腹、餐前、与食物同服或餐后服用。并掌握药物与牛奶、果汁和食物之间是否能混合服用。

（3）空腹（即餐前 1 小时或餐后 2 小时）服用的药物：大多数抗生素应该空腹服药，与牛奶或食物同服时会延缓其吸收，有时会降低药效，如氨苄西林、头孢克洛（希刻劳）、红霉素和阿奇霉素（希舒美）；驱虫药需要在清晨空腹或睡前服药，以便药物入肠后迅速吸收；止泻药物，如蒙脱石散需要空腹服用，且与其他药物相隔 2 小时。

（4）就餐时或餐后即服用的药物：对胃黏膜有刺激的药物，包括非甾体抗炎药（如布洛芬、吲哚美辛、对乙酰氨基酚）、类固醇药物（如泼尼松龙和地塞米松）。脂溶性维生素如鱼肝油等，也宜饭后服用，既避免空腹服用时过快吸收，又能与食物融合后延缓并促进机体吸收。新生儿和婴幼儿的胃酸水平较低，要到 2~3 岁才能达到成人水平，药物吸收能力较低，与食物同服可以增加黏附性而促进吸收。

（5）刺激食欲、促进胃动力或保护胃黏膜的药物，宜在饭前服用，如多潘立酮混悬液、硫糖铝混悬液。

（6）味道较强烈的药物，如氯化钾口服液等，可以与食物同服，但须注意较小患儿可能会拒绝该食物，因此，不要溶于配方奶中。

（7）有些药物不宜与牛奶同服，以免影响吸收、降低药效，如部分抗生素、地高辛、铁剂、氨茶碱、普萘洛尔。

（8）不宜与果汁同服的药物，如红霉素、吲哚美辛、环孢素等，会影响药物疗效，甚至增加药物毒性。

（9）铁剂可与果汁、维生素 C 同服，以利吸收。

3. **特殊药物的服用**

（1）某些对牙齿有腐蚀作用或使牙齿染色的药物：如酸剂、铁剂，服用时应避免与牙齿接触，可由饮水管吸入，服后再漱口。若患儿难以配合，可通过胃管给药。

（2）解热类药物服用后患儿需多饮水，以避免出汗过多引起脱水，并及时更换衣物。

（3）强心苷类药物（如地高辛），服用前应先测脉率/心率，并注意节律变化。如脉率小于 60 次/分或心率大于 160 次/分，节律不齐，则应停止服用，及时与医师联系，酌情处理。

（4）益生菌（如培菲康）、减毒活疫苗（如脊髓灰质炎疫苗糖丸或液体）应避免热开水冲服，以免热水杀灭活性成分。减毒活疫苗也不能与母乳同服，以免被母乳中抗体杀灭。

（5）止咳糖浆对呼吸道黏膜起安抚作用，服后不宜立即饮水。如同时服用多种药物，应最后服用止咳糖浆，以免冲淡药液，使药效降低。

（6）含糖成分或黏性较大的药物，口服之后应给患儿做好漱口或口腔护理。

参 考 文 献

1. 国家食品药品监督管理总局南方医药经济研究所儿童用药安全调查课题组.2013 年中国儿童用药

安全调查报告白皮书.

2. Louise Dyer, Catherine Furze, Christina Maddox, et al. Administration of medicines.

3. 楼建华. 儿科护理操作指南. 上海：上海科学技术出版社, 2006.

4. Assessment Technologies Institute. Nursing Education. Safe Administration of Medication chapter 8.

5. WHO. Promoting safety of medicines for children. 2007.

6. NPS Medicinewise. Take with or without food. 2006.

7. 药品说明书.

8. 崔焱. 儿科护理学. 北京：人民教育出版社, 2008.

（陈建军）

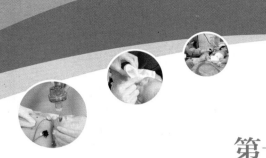

第十九章
约 束 法

一、概 述

约束是指使用任何物理或机械性设备、材料或工具附加在或邻近与患儿的身体,患儿不能轻易将其移除,限制患儿自由活动或使患儿不能正常接近自己的身体。临床使用的保护性约束是一种带有强制性的护理操作行为。其目的为预防医疗干扰,防治意识障碍患者自我伤害;限制患儿活动,便于诊疗;保护躁动不安的患儿,防止其碰伤、抓伤自己或他人、坠床和拔管等意外。身体约束常常涉及到患儿生理、心理、法律和伦理等多个方面问题,且不当的身体约束可能会导致皮肤损伤,肢体末梢循环受阻,压疮,肌肉萎缩,院内感染,身体功能、认知功能下降和意外拔管等,容易对患儿的生理、心理造成负面影响。因此,应尽可能减少身体约束,任何可能导致病情加重或可能带来明显损害的约束均被视为禁忌,对住院期间使用约束的患儿进行规范化管理非常必要。

二、操 作 实 践

1. 评估
(1)评估患儿年龄、病情、意识状态,肢体活动度、约束部位皮肤色泽、温度及完整性等。评估患儿及家属心理状况,对使用约束带的认知和接受程度。
(2)评估需要使用约束用具的种类和时间,选择约束工具。
1)全身约束:毯子、大单、大毛巾、包被等,根据需要可备绷带。
2)肩部约束:约束带、约束背心、约束衣、保护垫(棉垫等)。
3)肢体约束:手足约束带、双上肢约束衣。
4)关节约束:宽绷带。
5)手部约束:布质并指手套。
6)砂袋约束:不同重量的沙袋(用便于消毒的橡皮布缝制)、布套。
2. 操作前护理
(1)遵医嘱进行约束,执行查对制度。
(2)向患儿和家属解释约束的必要性,保护用具的目的、使用方法及注意事项,使其了解使用保护用具的重要性及安全性,取得家长配合,签署约束用具使用教育知情同意书。
(3)物品准备:医嘱执行单、治疗车、约束用具、手表、酌情备皮肤保护膜、干净衣物。

（4）操作者洗净双手,佩戴口罩。

（5）备齐用物,放于治疗车上。

3. 操作中护理

（1）全身约束法:

1）将治疗车推至患儿床旁,与患儿和家长进行有效地沟通。

2）再次进行查对。

3）将毛毯/大单折叠,宽度相当于患儿肩至踝,长度可以稍长,能包裹患儿两圈半左右。

4）将患儿平卧于毛毯/大单中间,用靠近护士一侧的毛毯(大单)从肩部绕过前胸紧紧包裹患儿身体,至对侧腋窝处掖于身下;再用另一侧毯子绕过前胸包裹身体,将毯子剩余部分塞于身下(图19-1)。

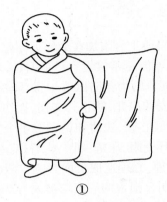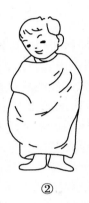

① ②

图 19-1 全身约束法

5）如患儿躁动明显,可用绷带系于毛毯/大单外。

（2）肩部约束法:暴露患儿双肩,将患儿双侧腋下垫棉垫,将约束带置于患儿双肩下,双侧分别穿过患儿腋下,在背部交叉后分别固定于床头,为患儿盖好被,整理床单位和用物。

（3）肢体约束法:

1）将治疗车推至患儿床旁,与家长进行有效沟通。

2）再次进行查对。

3）绷带及棉垫法:避开患者输液部位、手术切口等处,暴露患儿腕部或踝部,患者肢体处于功能位。用棉垫包裹腕部或踝部,将绷带打成双套结套在棉垫外,稍拉紧,使肢体不能脱出,但不影响血液循环,将绷带系于床缘(图19-2),为患儿盖好被,整理床单位和用物。

4）手足约束带法:将手足置于约束带甲端(图19-3),位于乙端和丙端之间,然后将乙丙两端绕手腕或踝部系好,使肢体不能脱出,但不影响血液循环,将丁端系于床缘。

（4）关节约束:

1）将治疗车推至患儿床旁,与家长进行有效沟通。

2）再次进行查对。

3）根据患儿皮肤情况、约束时间决定是否需要在皮肤受压处贴皮肤保护膜。将棉垫包裹于需要约束固定的关节部位(图19-4),再用宽绷带打成双套结,套在棉垫外,稍拉紧,使之不易脱出,松紧度以不影响血液循环为宜,将绷带系于床缘。

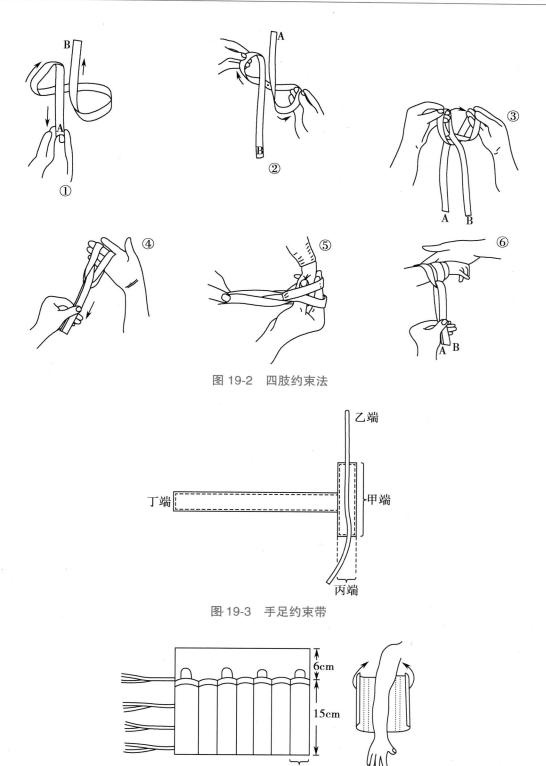

图 19-2　四肢约束法

图 19-3　手足约束带

图 19-4　肘部约束带

（5）手部约束法：

1）将治疗车推至患儿床旁，与家长进行有效沟通。

2）再次进行查对。

3）将手套内侧翻开，检查有无线头及其他异物。

4）检查患儿手部皮肤完好，指缝处有无污垢、异物。

5）将患儿五指并拢，套上手套。

6）在腕部系好带子，使手部不能脱出，但不能影响循环，必要时固定在床边空隙处。

（6）砂袋约束法：

1）将治疗车推至患儿床旁，与家长进行有效沟通。

2）再次进行查对。

3）根据患儿的体重及约束部位选择合适沙袋。

4）根据需约束固定的部位不同，决定沙袋的摆放位置。

5）酌情在沙袋固定侧皮肤贴水胶体敷料或泡沫敷料，或用水枕隔开皮肤与沙袋，避免沙袋直接接触、摩擦皮肤。

4. 操作后护理

（1）操作完毕再次核对医嘱和执行单。

（2）观察局部皮肤、约束侧肢体血运，患儿反应。

（3）规范记录：记录约束原因、方法、部位、起止、松解及间隔时间；记录患儿意识、全身和约束部位皮肤情况、有无意外发生；记录约束相关并发症的处理措施与效果等。

（4）向家属交代注意事项。

（5）整理用物。

（6）随时观察约束部位的局部皮肤有无损伤、皮肤颜色、温度、约束肢体末梢循环状况，定时松解。

（7）指导患儿和家属在约束期间保证肢体处于功能位，保持适当的活动。协助满足患儿营养、排泄、喝水及个人卫生的需求。

（8）做好床边交接班。

（9）动态评估患儿病情，约束时间不宜过长，一旦患儿病情稳定或治疗结束后，应遵医嘱及时解除。

三、注 意 事 项

1. 松动、脱落　约束带不可过松过紧，经常检查是否松脱。对于气管插管，全身麻醉术后烦躁不安且暂无拔管指征的患儿应适时采用药物约束。

2. 皮肤破损、感染　约束前需进行皮肤清洁，必要时在约束用具下放置棉垫或贴水胶体敷料，减少对皮肤摩擦造成的破损、感染。

3. 皮肤压伤　每 2 小时取下约束用具，给予翻身、局部按摩及评估。及时解除不必要的约束，观察受压部位颜色、肢体温度，及时发现压红、淤青、水肿等情况。

4. 关节僵硬、脱位　婴幼儿处于生长发育期，约束时需保持肢体处于功能位和可适当活动，防止被约束肢体下垂导致水肿。

5. **情绪激惹** 如患儿使用保护性约束后更加烦躁,应立即查找原因分析,及时与医师沟通解决。有研究显示,使用身体约束存在伦理问题,它限制了患儿的自主性,损害了其尊严。患儿身体约束后会产生敌对情绪,可能会加重其躁动和焦虑,表现为奋力反抗等。

6. **处置告知** 严格按病情和遵医嘱使用保护性约束,详细告知并获取知情同意,认真交接班并做好记录。

四、相 关 知 识

1. **婴幼儿约束用具的要求**

(1)婴幼儿皮肤细嫩、角质层薄、皮肤保护功能差,而约束用具与患儿皮肤密切接触,对选材的要求较成人严格。选用质地较柔软、吸水性强、透气性好的布料,如较厚的棉布,且色彩柔和、带有卡通图案、图案纷呈或色彩艳丽的布料,易使患儿产生亲切感,减轻恐惧心理。

(2)婴幼儿处于生长发育期,骨骼柔软易弯曲,关节发育不全、关节窝浅、关节韧带松弛,约束可导致骨骼变形弯曲、关节脱臼、影响生长发育等。因此,婴幼儿约束用具的制作不但要保证受约束过程中的安全,还要满足婴幼儿生长发育的需求。

2. **约束保护风险相关因素分析**

(1)躯体损伤和意外死亡。

(2)心理伤害。

(3)引起医疗纠纷。

3. **规避约束风险的措施**

(1)建立制度,规范操作。

(2)预防躯体损伤的护理

1)保护局部组织。

2)预防压疮的护理。

3)预防吸入性肺炎的护理。

4)严格交接班制度,加强对危险物品的管理。

(3)预防心理伤害的护理

1)寻找有效的护理方法来改善和替代约束用具的使用。约束可能导致窒息、误吸和外伤,可优先考虑减少刺激的方案及合理的药物治疗,应尽量避免约束的使用。

新生儿可先考虑使用袋鼠式护理、抚触、安慰奶嘴等舒缓情绪;通过教育提高小儿自我管理能力,通过娱乐活动分散其注意力和减轻焦虑;在进行静脉注射、肌内注射等侵入性操作前给予局部麻醉药物,减少刺激,疼痛时给予合理的干预和镇静。

2)约束后做好心理护理。

(4)预防医疗纠纷的措施:

1)尊重人权,做好知情告知。

2)严格掌握约束保护的适应证。

3)学法知法,提高风险防范和法律保护意识。

4. **建立与约束相关不良事件的上报系统** 收集数据进行趋势分析和整改,报告内容包括事件涉及的当事人、发生及持续的时间、环境、约束器具类型、事件经过等。

5. 身体约束使用现状

（1）国外普遍认为,身体约束会明显降低护理质量,属于不合格的护理强制约束,只能作为其他方法都无效的情况下被采用的最后一种不得已的方法。

（2）在我国,身体约束使用比较广泛,常用于意识不清、机械通气或精神烦躁的患者。但有学者认为,身体约束可导致患者社会行为、认知及行为能力的降低。

（3）美国医疗机构评审国际联合委员会（JCAHO）制定了"约束必要性等级技术评估"的临床指南,推荐使用物理约束。英国重症监护护士协会出台了一项针对成人 ICU 身体约束使用的声明,将化学约束作为首选或与物理约束联合使用。

（4）我国上海市《上海市精神卫生条例》中提及对精神卫生机构使用身体约束的要求。

参 考 文 献

1. 彭刚艺,刘雪琴.临床护理技术规范(基础篇).第 2 版.广州:广东科技出版社,2013:144-147.

2. 戴莉敏,贡浩凌,高燕,等.JCI 标准在住院患者使用约束具安全管理中的应用.中国护理管理,2014,14（4）:406-409.

3. Minnick AF,Mion LC,Johnson ME,et al.Prevalence and variation of physical restraint use in acute care settings in the US.J Nurs Scholarsh,2007,39（1）:30-37.

4. Swickhamer C,Colvig C,Chan SB.Restraint use in the elderly emergency department patient.J Emerg Med,2013,44（4）:869-874.

5. Bray K,Hill K,Robson W,et al.British Association of Critical Care Nurses position statement on the use of restraint in adult critical care units.Nurs Crit Care,2004,9（5）:199-212.

6. Swickhamer C,Colvig C,Chan SB.Restraint Use in the Elderly Emergency Department Patient.J Emerg Med,2013,44（4）:869-874.

7. 谌永毅,卿利敏,刘翔宇,等.JCI 评审标准下住院患者保护性约束管理的实施.护理学杂志,2015,30（13）:8-12.

8. 唐磊,张道珍,马星钢.婴幼儿雷米芬太尼麻醉苏醒期躁动的预防探讨.实用医学杂志,2009,25（23）:4035-4036.

9. Hine K.The use of physical restraint in critical care.Nurs Crit Care,2007,12（1）:6-11.

10. Pérez CAAI,Nicolás OA,Goni VR,et al.Physical restraint use in critical care units.Perceptions of patients and their families.Enferm Intensiva,2012,23（2）:77-86.

11. Chang LY,Wang KW,Chao YF.Influence of physical restraint on unplanned extubation of adult intensive care patients：a case-control study.Am J Crit Care,2008,17（5）:408-416.

12. 詹红丽,汤娟萍.规避约束保护风险的护理.医学信息,2010,5（12）:3700-3701.

13. 刘翠霞,刘素然,曹素文.一次性肢体外固定带在先天性心脏病术后患儿中的应用.护理实践与研究,2010,7（7）:18.

14. The American Psychiatric Nurses Association.（2007）Seclusion and Restraint Standards of Practice.American：APNA Board of Directors.

15. Allen JJ.Seclusion and Restraint of Children：A literature Review.J Child and Adolescent Psychiatric Nursing,2000,4（13）:159-167.

16. 李黎明,宋葆云,吕欢,等.国外住院患者身体约束使用指征的研究进展.中国护理管理,2014,14（10）:1017-1018.

17. 尹华华,胡雁.身体约束的循证护理实践.上海护理,2013,13（5）:89-92.

18. 郑瞻培.《上海市精神卫生条例》颁布引发对精神科工作的思考.中国神经精神疾病杂志,2002,28（4）:301-302.

（孙庆宁）